D'ARSONVALISATION

ET

HYPERTENSION ARTÉRIELLE

PAR

le Docteur A. CHALLAMEL
Ancien externe des hôpitaux de Paris
Médaille de bronze de l'Assistance publique
Ancien interne en médecine et en chirurgie
de la maison départementale de la Seine

PARIS
AUGUSTIN CHALLAMEL, ÉDITEUR
17, Rue Jacob

1905

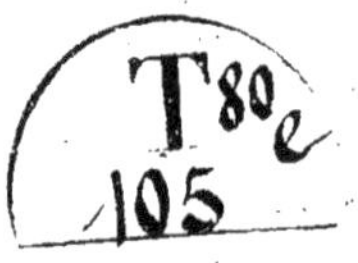

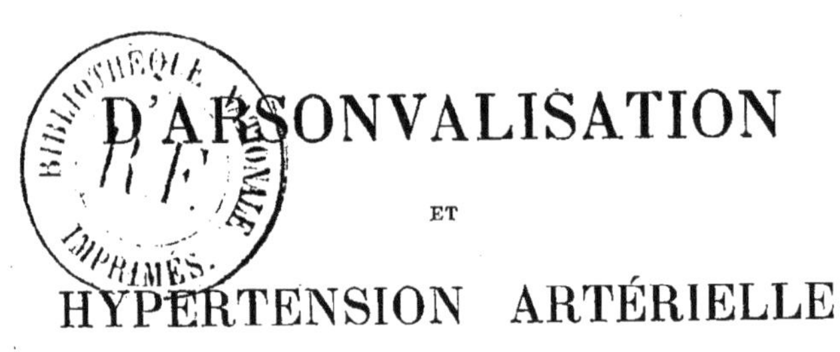

D'ARSONVALISATION

ET

HYPERTENSION ARTÉRIELLE

D'ARSONVALISATION

ET

HYPERTENSION ARTÉRIELLE

PAR

le Docteur A. CHALLAMEL

Ancien externe des hôpitaux de Paris
Médaille de bronze de l'Assistance publique
Ancien interne en médecine et en chirurgie
de la maison départementale de la Seine

PARIS
AUGUSTIN CHALLAMEL, ÉDITEUR
17, Rue Jacob

1905

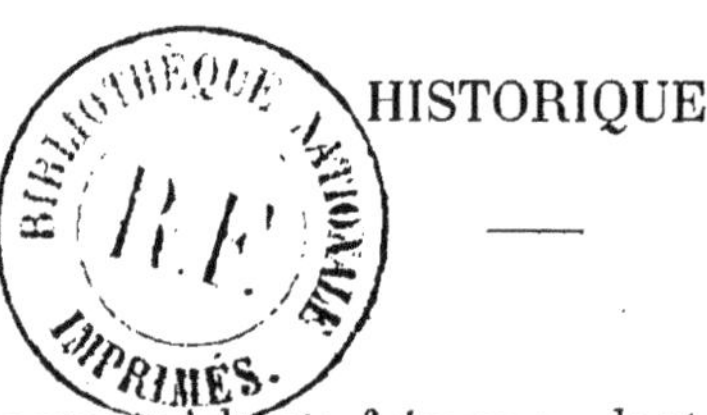

HISTORIQUE

Les courants à haute fréquence, dont la découverte est encore très récente, ont donné lieu déjà à des travaux considérables de physiciens célèbres, et ont abouti à des découvertes remarquables comme celle de la télégraphie sans fil. Au point de vue physiologique ils ont été principalement étudiés par M. le Professeur d'Arsonval.

Dans son cours au Collège de France, pendant le semestre d'hiver 1890-1891, l'éminent professeur faisait connaître les premiers résultats de ses recherches sur ces nouveaux courants.

Les 24 février et 25 avril 1891, dans une communication orale à la Société de Biologie, M. d'Arsonval signalait sa découverte; et le 2 mai, à la même société, il la renouvelait, par écrit cette fois.

La communication du physicien Tesla, à New-York, le 23 mai 1891, survenant quelques semaines après celle de M. d'Arsonval, venait confirmer les résultats de ce dernier.

Vers la même époque, le Pr Elihu Thomson faisait connaître et son dispositif pour la production des courants à haute fréquence, et le résultat de ses expériences.

Puis vinrent les travaux que M. d'Arsonval consacra à l'étude de ces courants et qui montrèrent leur puissante action au point de vue physiologique.

Le Dr Oudin ne tardait pas à faire connaître son résonnateur

1

et donnait ainsi à la thérapeutique un nouveau mode d'application de ces courants.

Enfin au point de vue clinique vinrent les travaux d'Apostoli et de ses collaborateurs, portant particulièrement sur l'autoconduction ; tandis que le Dr Doumer et le Dr Oudin apportaient leurs résultats obtenus au moyen du résonnateur.

L'action sur la tension artérielle de ces derniers courants de haute fréquence et de haute tension était mise en évidence par le Dr Moutier qui montrait les relèvements de tension obtenus en cas d'hypotension.

Pendant cette période, certains auteurs viennent contredire les travaux déjà nombreux qu'avait suscités l'étude de l'autoconduction, et en infirmer les résultats. Un moment d'arrêt semble se manifester.

Cependant en décembre 1899 le Dr Moutier avait déjà fait connaître les résultats que l'autoconduction donnait comme traitement de l'hypertension artérielle. Mais ces résultats, comme ceux d'Apostoli, étaient à échéance lointaine.

Enfin en 1902 ces résultats deviennent immédiats, bien que faibles. Une communication à l'Académie des Sciences en 1903 les montre évidents.

C'est de ce moment que date la connaissance de l'action de la d'Arsonvalisation dans l'hypertension artérielle.

PREMIÈRE PARTIE

HAUTE FRÉQUENCE, HYPERTENSION ARTÉRIELLE ÉTUDE GÉNÉRALE

CHAPITRE I

Courants à haute fréquence. — Généralités. Modes de production. — Modes d'application.

Les courants à haute fréquence ont été découverts et introduits dans le domaine scientifique, et plus particulièrement en électrothérapie, par M. le Pr d'Arsonval.

Les courants à haute fréquence sont des courants périodiques présentant un très grand nombre d'alternances par seconde (1).

Ce qui caractérise, en effet, les courants à haute fréquence, c'est le grand nombre d'inversions par seconde.

Quant à la période, la définition que l'on en peut donner est la suivante : le temps nécessaire pour que l'intensité partant de 0 atteigne un maximum, revienne à 0, atteigne un minimum et s'annule une seconde fois. C'est donc la durée d'une oscillation complète, comprenant deux courants successifs de sens contraires.

On définit la fréquence : le nombre de périodes par seconde.

(1) Ce chapitre est tiré en partie du travail du Dr Dénoyès : *Les Courant de haute fréquence. Propriétés physiques, physiologiques et thérapeutiques.*

Le nombre d'inversions du courant par seconde est donc double de la fréquence.

Ces courants sont en réalité des courants de haute fréquence et de haute tension ; le mot tension est employé ici comme synonyme de potentiel. Hautes fréquences et hautes tensions se sont trouvées associées ces dernières années, car les deux questions se touchent de très près.

Grâce aux hautes fréquences, en effet, on a pu obtenir des tensions extrêmement élevées ; celles-ci à leur tour sont nécessaires pour la réussite des expériences qui mettent en lumière les propriétés des hautes fréquences.

Il faut remarquer toutefois que ces tensions extrêmement élevées peuvent l'être encore davantage au moyen d'appareils appelés *résonnateurs ;* et, en langage électrothérapique, on réserve l'expression de courants *de haute fréquence et de haute tension* aux courants obtenus à l'aide de ce dispositif.

Dans le but de poursuivre ses études sur le mécanisme de l'excitation électrique des muscles et des nerfs, et désirant expérimenter des courants d'alternances de plus en plus rapides, M. le Professeur d'Arsonval, après divers essais, adopta le dispositif que Hertz venait de combiner pour obtenir des décharges oscillantes des condensateurs.

M. d'Arsonval disposa cet appareil de la façon suivante : les armatures internes de deux bouteilles de Leyde, montées en cascade, sont reliées à une source de haut potentiel (machine de Holtz, bobine de Ruhmkorff ou transformateur). Un solénoïde, formé par 15 ou 20 tours de spire d'un gros fil de cuivre, réunit les armatures externes (1).

Des armatures internes partent deux tiges terminées par des boules. Chaque fois qu'une étincelle éclate entre ces boules, un

(1) Les clichés ci-après sont dus à l'obligeance de MM. Gaiffe.

courant oscillant extrêmement énergique prend naissance dans le solénoïde, et on peut le recueillir à ses deux extrémités.

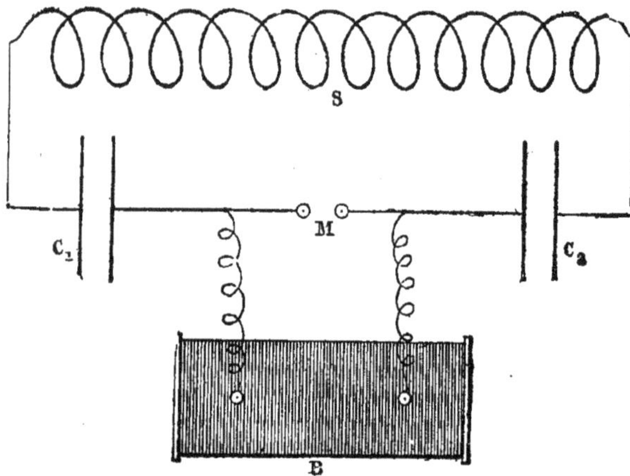

Fig. 1. — Dispositif schématique de M. d'Arsonval : B bobine, C_1 C_2 condensateurs, M éclateur, S solénoïde.

Qu'entend-on par : décharge oscillante des condensateurs? principe sur lequel repose la théorie de la haute fréquence.

W. Thomson a démontré en 1853 que si l'on considère un condensateur de capacité C, qui se décharge à travers un circuit de résistance R et de coefficient de self-induction L (self-induction : rapport du flux de force totale, produit par ce circuit, à l'intensité du courant qui y circule) on peut observer deux phénomènes différents :

si $R > \sqrt{\frac{4L}{C}}$ la décharge est continue,

si $R < \sqrt{\frac{4L}{C}}$ la décharge est oscillatoire.

Il suffit donc de réunir les conditions déterminées par les calculs de Thomson pour avoir des décharges oscillantes. La période sera d'autant plus courte que la capacité du condensateur et la self-induction du circuit seront plus faibles en vertu de la formule

$$T = 2\pi \sqrt{CL}$$

T étant la durée de la période.

La forme de la décharge oscillatoire d'un condensateur est celle d'un courant ondulatoire.

La période est la même pour toutes les oscillations. Les oscillations sont isochrones et leur amplitude décroît suivant les termes d'une progression géométrique.

L'oscillation s'amortit.

Par suite de cet amortissement tout phénomène cesse bientôt ;

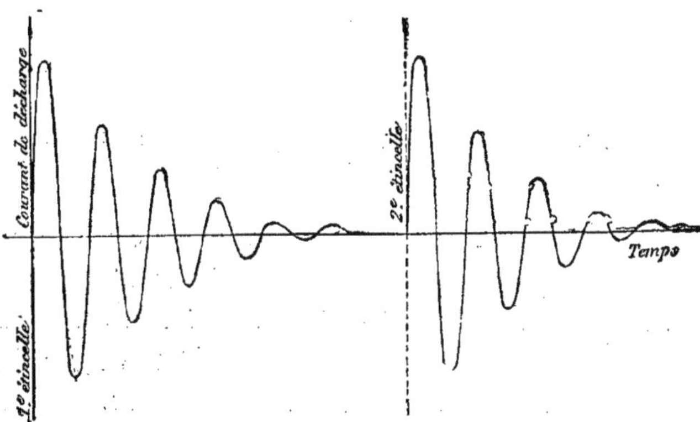

Fig. 2. — Forme de la décharge oscillante d'un condensateur.

et il est nécessaire de déterminer de nouvelles décharges, aussi rapprochées que possible les unes des autres, pour donner au phénomène une certaine continuité. Cette continuité est indispensable pour l'obtention de courants à haute fréquence.

Elle ne peut s'obtenir qu'en recourant à une source d'électricité à haut potentiel.

Les dispositifs utilisés pour la production de ces courants sont multiples selon la nature de la source adoptée.

Ils comportent toujours, comme partie essentielle, des condensateurs construits de telle façon qu'ils puissent produire et que l'on puisse recueillir des décharges oscillantes.

La seule source électrique possédant par elle-même une tension assez élevée pour déterminer des décharges oscillantes est la machine statique. Il suffit de relier les deux collecteurs de la machine aux deux armatures externes des condensateurs.

Mais ce dispositif ne donne pas une puissance suffisante pour l'utilisation des courants à haute fréquence.

Les sources qui restent à utiliser sont : le courant continu et le courant alternatif. Mais il est nécessaire alors de se servir de parties supplémentaires destinées à augmenter la tension du courant. Ces parties supplémentaires sont constituées par un transformateur et des appareils accessoires.

1° Dans le cas de courant continu, que ce courant soit obtenu au moyen d'accumulateurs ou qu'il soit pris sur un secteur, le transformateur est constitué par une bobine de Rhumkorf (transformateur à circuit magnétique ouvert) munie d'un trembleur rapide. Il est nécessaire en effet de recourir à un trembleur rapide car la décharge des condensateurs ne se produit que lors de la rupture du courant primaire. A la fermeture, le phénomène de la charge se produit encore, mais la force électromotrice du courant de fermeture n'est pas généralement suffisante pour faire éclater l'étincelle et donner une décharge.

2° Dans le cas de courant alternatif on peut encore employer la bobine de Rhumkorff, mais il faut disposer d'interrupteurs spéciaux qui soient synchrones au courant, ou d'un interrupteur de Wehnelt.

L'utilisation du courant alternatif peut se faire *directement* en employant un transformateur à circuit magnétique fermé. Les deux extrémités du primaire sont reliées aux deux pôles du courant; les deux extrémités du secondaire aux deux armatures externes des condensateurs.

Ce dernier dispositif peut lui-même être employé très facilement si l'on ne dispose que du courant continu. Il suffit de transformer ce dernier en courant alternatif à l'aide d'une commutatrice.

Dans les deux cas, il est utile d'intercaler entre le transformateur et les condensateurs, sur le courant même, une résistance électrolytique, et en dérivation, des condensateurs dits de garde. Ces appareils protégeront le transformateur, et au besoin la commutatrice, contre le retour en arrière des ondes hertziennes (dispositif de MM. d'Arsonval-Gaiffe).

Nous n'entrerons pas dans de plus amples détails sur ces diverses installations pour ne pas sortir du cadre que nous nous sommes tracé.

Pour expliquer le phénomène de la production du courant alternatif à haute fréquence, nous allons prendre pour exemple le dispositif le plus fréquemment employé, celui qui utilise la bobine de Rhumkorff.

Les deux bornes de la bobine, correspondant aux extrémités du secondaire, sont réunies aux armatures internes de deux bouteilles de Leyde ou de tous autres condensateurs, et à un éclateur. Les armatures externes sont reliées entre elles par un solénoïde à gros fil de 20 tours environ.

Grâce à ce dispositif, à chaque rupture du courant primaire, la force électromotrice induite dans la bobine secondaire, charge les condensateurs. A mesure que cette charge s'effectue la différence de potentiel des armatures internes augmente, et, quand elle a atteint la limite correspondant à l'écartement des boules de l'éclateur, c'est-à-dire plusieurs milliers de volts, l'étincelle jaillit, formant une sorte de conducteur de faible résistance par où s'échappe la charge des condensateurs sous forme d'oscillations.

Pendant que la décharge saute d'une boule à l'autre, un courant oscillant extrêmement énergique parcourt le solénoïde.

Chaque décharge des condensateurs, se produisant dans les conditions énoncées ci-dessus, donne en réalité naissance à

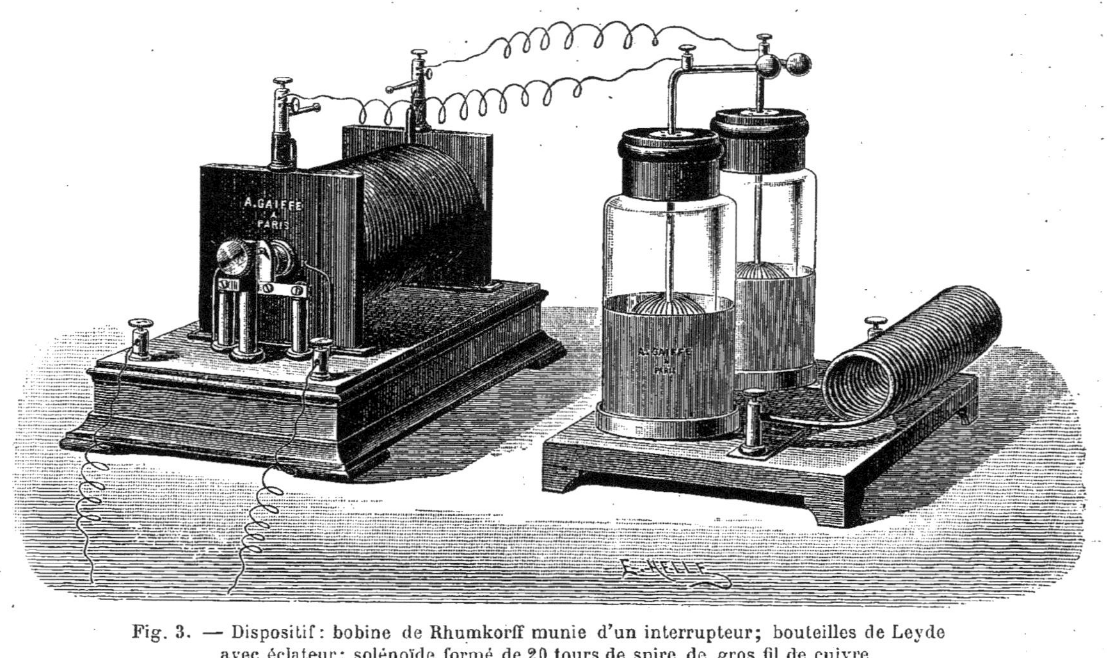

Fig. 3. — Dispositif : bobine de Rhumkorff munie d'un interrupteur; bouteilles de Leyde avec éclateur; solénoïde formé de 20 tours de spire de gros fil de cuivre.

une série d'oscillations d'amplitudes rapidement décroissantes.

Un courant alternatif à haute fréquence est ainsi constitué. Il ne reste plus qu'à recueillir ce courant pour l'utiliser.

Cette utilisation peut se faire selon les modes suivants :

1° Par applications directes ;
2° Par autoconduction ;
3° Par condensation ;
4° Par applications locales.

Applications directes ou par dérivation. — Chaque extrémité du solénoïde est mise en relation avec une ou deux plaques électrodes au moyen d'un fil simple ou bifurqué. Ces plaques électrodes sont appliquées sur les téguments. Ces électrodes peuvent être fixes, pour applications directes stabiles, ou mobiles, pour applications directes labiles.

Ces applications ne donnent lieu à aucun phénomène subjectif ; aucune sensation n'est perçue, aucune contraction musculaire n'a lieu.

L'expérience que M. le professeur d'Arsonval a répétée si souvent, et qui eut un tel retentissement qu'elle est connue de tous, est la suivante : deux personnes tiennent chacune d'une main une électrode, et de l'autre l'extrémité d'un fil présentant sur son parcours une lampe à incandescence.

Lorsque le circuit est fermé, cette lampe s'allume au blanc éblouissant, sans que les personnes qui servent de passage au courant éprouvent la moindre sensation.

Application par autoconduction. — Dans ce mode d'application, le solénoïde à gros fil est supprimé, et remplacé par un grand solénoïde vertical, constituant une véritable cage, où l'on place le sujet à traiter. Les deux extrémités de ce solénoïde sont donc reliées directement aux armatures externes des deux condensateurs.

Tout corps placé dans le champ de ce solénoïde devient le siège de courants induits énergiques. Aucune sensation n'est perçue par le malade que l'on y place.

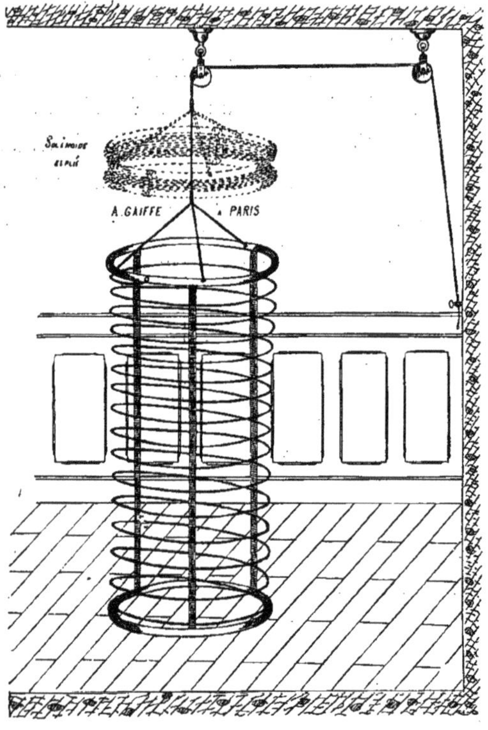

Fig. 4. — Cage autoconductrice.

Cependant on peut acquérir une idée de la puissance de ce champ électrique par l'éclat de la lampe à incandescence, montée sur une spire de fil, que l'on place à l'intérieur de ce solénoïde, et qui s'allume par induction. De même, si l'on fait tenir au sujet les extrémités d'un fil où se trouve intercalée cette même lampe à incandescence, et que, pour vaincre la résistance des tissus, on fasse plonger les mains dans deux cuvettes contenant une solution saturée de chlorhydrate d'ammoniaque, la lampe comme dans l'expérience précédente est portée à l'incandescence.

Application par condensation. — Ici, le malade est placé dans de telles conditions, qu'il constitue l'une des armatures d'un condensateur.

Pour cela, étendu sur une chaise, il tient dans les mains une manette en communication avec une extrémité du solénoïde. Le diélectrique est constitué par un matelas insolant, en crin par exemple ; et la seconde armature par une lame métallique en plomb, zinc, etc., placée sous la chaise longue, et en communication avec l'autre extrémité du solénoïde.

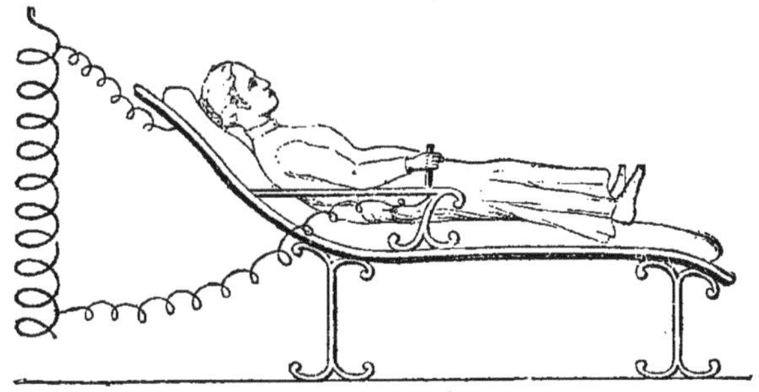

Fig. 5. — Lit condensateur.

A chaque oscillation le condensateur se charge et se décharge et l'on arrive à faire traverser ce système par son courant moyen de plus de 300 milliampères. La sensation perçue est nulle ou parfois consiste en un simple frémissement dans les doigts ou une sensation de chaleur au niveau des poignets.

On peut se contenter parfois de relier le sujet à l'une des extrémités du solénoïde : cela constitue une application unipolaire.

Applications locales. — Ces applications peuvent s'obtenir en utilisant directement le courant pris à *une* extrémité du solénoïde ; mais ces applications sont douloureuses, car l'on ne peut à volonté utiliser uniquement l'effluve, l'étincelle se produisant à quelques millimètres de différence.

Aussi, pour éviter cet inconvénient, fait-on ces applications au moyen d'appareils qui élèvent la tension du courant. Pour élever cette tension, on utilise les propriétés de résonnance des courants à haute fréquence. Il suffit d'interposer dans le fil partant du solénoïde, un résonnateur.

C'est le Dr Oudin qui, en 1892, imagina de construire un solénoïde formé par un certain nombre de spires de fil de cuivre, et dont une extrémité était en communication avec le solénoïde de l'appareil producteur, de telle façon que le nombre des spires des deux solénoïdes fût dans un rapport donné : le résonnateur était trouvé. L'accord une fois établi, les deux solénoïdes vibrent à l'unisson.

Le solénoïde de l'appareil producteur peut même être supprimé et remplacé par les spires inférieures du résonnateur.

Enfin, M. Rochefort a construit un résonnateur bipolaire, et M. d'Arsonval une bobine bipolaire à haute tension, appareils qui permettent de pratiquer à volonté la simple ou la double effluvation.

Après avoir énuméré ces diverses formes d'applications, nous devons dès maintenant éliminer les applications directes et les applications locales (résonnateur) qui ne nous intéressent pas dans ce travail; et, par d'Arsonvalisation, sans vouloir restreindre en quoi que ce soit la portée de la signification de ce terme, nous entendrons plus spécialement ici les applications par autoconduction.

Mais comme nous avons utilisé également les applications par condensation, qui donnent des résultats de même ordre, mais non équivalents, nous parlerons également de ce mode d'application.

D'ailleurs l'usage prévaut de désigner, après le terme générique de la forme du courant employé, le mode d'application, par le nom de l'appareil utilisé : cage, chaise, résonnateur.

CHAPITRE II

D'Arsonvalisation. — Technique employée.

On voit de quelle diversité d'applications la haute fréquence est susceptible, et il s'ensuit que lorsque l'on parle d'applications thérapeutiques de haute fréquence à l'heure actuelle, cela n'a guère plus de sens que lorsque l'on parle de traitement électrique.

De quelle forme d'électricité s'agit-il?

De quel mode d'application de cette forme?

En ce qui concerne la haute fréquence, et particulièrement l'autoconduction, les résultats sont extrêmement variables suivant les appareils employés, et avec un même appareil, selon le réglage qu'on lui fait subir (intensité du courant primaire, vitesse et forme de l'interrupteur, qualité du transformateur, longueur d'étincelle, etc.).

Il est donc à désirer que chaque auteur publie non seulement le mode d'application, sa durée, etc., mais aussi son instrumentation, sa technique.

Au cours de ses diverses communications le Dr Moutier a toujours fait connaître son instrumentation, et au congrès pour l'Av. des Sc. à Grenoble en 1904 il rappelait les diverses phases qu'il avait traversées dans le traitement de l'hypertension artérielle en ajoutant : « On voit que nos résultats ont toujours varié avec notre instrumentation et que celle-ci joue un rôle très grand au point de vue des résultats thérapeutiques. Nous devions entrer dans tous ces détails, étant donné le manque d'appareils de mesure, permettant au clinicien de s'assurer qu'il se trouve bien dans les mêmes conditions physiques, au point de vue du voltage, de l'intensité, de la fréquence, etc., du courant employé. »

« Dès le début de nos recherches, nous avons constaté une amélioration manifeste chez les hypertendus que nous soumettions à ce mode de traitement, mais l'amélioration était plutôt d'ordre subjectif que l'ordre objectif. Nous ne possédions aucun signe nous permettant de contrôler les assertions de nos malades, puis le traitement devait être continué pendant très longtemps et être repris à des intervalles plus ou moins rapprochés; aussi avons-nous différé pendant plusieurs années la publication de nos résultats.

En 1899 seulement, dans un premier travail, nous disions : « De nos recherches, il résulte que, si l'on a des malades légèrement atteints, on peut obtenir un résultat satisfaisant par la d'Arsonvalisation employée seule; mais que si, au contraire, l'hypertension artérielle est de date ancienne, que si elle a résisté au traitement basé sur l'hygiène et le régime alimentaire, on peut, en y associant la d'Arsonvalisation, faire disparaître le plus souvent l'hypertension artérielle. Le résultat n'est pas immédiat, on n'obtient pas, par une séance de d'Arsonvalisation, une chute de pression artérielle... le résultat est éloigné, l'abaissement de la pression artérielle s'obtient progressivement. »

Puis en 1902, au congrès de Berne :

« Depuis, dans un certain nombre de cas, soignés dès le début, nous avons obtenu, après une seule séance, un abaissement de pression de un à deux centimètres de mercure, la pression remontant ensuite, sans cependant, en général, revenir à ce qu'elle était primitivement, puis peu à peu, à la suite de nouvelles séances, l'abaissement de pression devient pour ainsi dire définitif. »

« Mais en 1902, comme en 1899, le traitement devait être continué très longtemps, pendant 6 à 8 semaines, en faisant trois séances par semaine, pour arriver à abaisser sensiblement la pression artérielle; et encore après ce temps la pression artérielle, bien qu'abaissée, n'était pas toujours revenue à la normale ; enfin on était souvent obligé de recommencer le traitement après une période plus ou moins longue.

« A la fin de 1902, nous avons enfin réussi à obtenir des résultats absolument satisfaisants.

« Auparavant il nous semble nécessaire de montrer la cause de résultats si différents, obtenus à ces diverses époques, ce qui nous permettra de comprendre pourquoi les électrothérapeutes ont émis des avis si divers sur la d'Arsonvalisation.

« Or comme on va le voir, nos résultats deviennent meilleurs à mesure que nous améliorons l'instrumentation elle-même.

« Avant 1899 notre instrumentation se composait d'une bobine de 25 centimètres d'étincelle, munie d'un trembleur rapide, en communication avec une source d'électricité de 16 volts fournie par une batterie de 8 accumulateurs, la bobine étant reliée à un condensateur formé par deux bouteilles de Leyde, en communication lui-même avec le grand solénoïde (cage à *fil continu*, sans porte).

« Avec cette instrumentation, nous n'avons obtenu que des résultats éloignés et non mesurables pour ainsi dire.

« Nous avons alors remplacé le trembleur rapide par le trembleur rotatif d'Arsonval-Gaiffe, et le condensateur formé par deux bouteilles de Leyde par le condensateur plan de d'Arsonval.

« Aussitôt les résultats thérapeutiques devinrent meilleurs et nous pouvions constater dans certains cas favorables un petit abaissement de la pression artérielle après une seule séance d'électrisation; ce qui prouvait bien la réelle efficacité de cette puissante méthode de traitement.

« Enfin, vers la fin de 1902, nous modifions encore notre instrumentation qui se compose alors : de la même bobine, d'un interrupteur Contremoulins-Gaiffe, relié au secteur de la ville par un rhéostat, d'un condensateur à pétrole de d'Arsonval et du même solénoïde (cage *à fil continu*, sans porte).

« Les résultats deviennent alors indiscutables, mais ce dernier dispositif instrumental a le grave inconvénient de ne pas pouvoir être employé pour le traitement des malades qui sont dans l'impossibilité de se rendre chez le médecin ; or dernièrement, nous avons dû appliquer la d'Arsonvalisation à des malades qui étaient incapables de quitter leur chambre ; nous avons dû recourir à des appareils mobiles. Nous avons alors employé la bobine transportable de Gaiffe à rupteur atonique en communication avec une batterie d'accumulateurs d'une part et d'autre part avec le condensateur à pétrole de d'Arsonval, ce dernier étant relié au même solénoïde. Avec cette instrumentation mobile, nous avons obtenu, au point de vue du traitement de l'hypertension artérielle, les mêmes résultats qu'avec notre dernière instrumentation fixe.

» On voit donc que nos résultats ont toujours varié avec notre instrumentation et que celle-ci joue un rôle très grand au point de vue des résultats thérapeutiques. »

Tous les résultats, que nous rapportons ici, sont dus à cette instrumentation mobile que nous avons eue à notre disposition.

Nous utilisions un courant continu produit par une batterie de neuf accumulateurs. Quant au mode d'application nous nous sommes servi tantôt de la cage autoconductrice, tantôt de la chaise condensatrice. Nous noterons toujours auquel de ces deux modes d'applications est dû le résultat obtenu.

Nous avons publié des résultats comparatifs dus à ces deux modes d'applications, et ils ont montré que l'action de la cage était plus énergique, était préférable à celle de la chaise.

Cependant cette dernière offre un avantage qui n'est pas dû à la différence d'application, mais au meuble lui-même : parfois nous n'avons pu faire d'applications de d'Arsonvalisation que grâce à la chaise, le malade étant incapable de se tenir assis, ou étant sans connaissance.

La durée des séances était de cinq minutes environ, dans tous les cas.

CHAPITRE III

Propriétés physiologiques des courants à haute fréquence.

Parlant de la haute fréquence, M. le Pr d'Arsonval disait : « Ce procédé d'électrisation ne donne absolument aucune sensation, bien qu'il agisse très énergiquement », et il s'attachait à l'étude, au point de vue expérimental, des propriétés physiologiques de ces courants.

En 1897, dans un mémoire considérable, M. d'Arsonval a condensé ses travaux antérieurs et résumé l'action physiologique de ces courants.

1° L'effet le plus singulier et le plus frappant des courants de haute fréquence, c'est leur absence totale d'action sur la sensibilité. Le passage, même à intensité formidable, ne provoque à travers l'organisme ni sensation consciente, ni mouvement d'aucune espèce.

Parmi les diverses hypothèses émises pour expliquer cette absence d'excitation sensitive ou motrice, une a prévalu :

M. d'Arsonval admet que les nerfs sensitifs et moteurs sont organisés pour répondre seulement à des vibrations de fréquence déterminée. On voit en effet les phénomènes d'excitation neuromusculaire augmenter jusqu'à 5.000 oscillations électriques par seconde, puis les phénomènes décroissent à mesure que le nombre des oscillations augmente.

Et M. d'Arsonval rappelle que le nerf optique ne perçoit que les vibrations de l'éther dont le nombre est compris entre 497 billions (rouge) et 728 billions (violet) par seconde.

De même les terminaisons du nerf acoustique sont insensibles aux ondulations supérieures ou inférieures à certains chiffres.

Ces propriétés des nerfs de la sensibilité spéciale doivent être étendues aux nerfs moteurs et aux nerfs de la sensibilité générale.

2° L'action la plus remarquable de la haute fréquence, c'est l'activité extraordinaire qu'elle imprime aux échanges nutritifs et à la vie cellulaire. »

a. Augmentation considérable de l'O absorbé et de CO^2 émis, d'où augmentation du chiffre de l'urée.

b. Augmentation de la chaleur émise par le corps.

c. Exagération des combustions organiques mise en évidence par la perte de poids subie par des animaux.

3° Le système nerveux vasomoteur est éminemment excitable par les courants à haute fréquence.

a. Vaso-dilatation des capillaires que l'on peut constater sur les vaisseaux de l'oreille des lapins.

b. Le sang coule plus abondamment après le passage du courant.

c. Chez le chien la tension artérielle tombe de plusieurs centimètres.

d. Enfin si l'on continue l'application de ces courants assez longtemps, la peau se vascularise et se couvre de sueur.

Ces phénomènes semblent dus à l'inhibition dont l'action si remarquable a été étudiée par M. Brown-Séquard.

4° La suractivité des fonctions vitales produite par la haute fréquence porte sur la cellule elle-même et sur le protoplasma.

Les courants de haute fréquence atténuent très nettement le bacille pyocyanique.

Les toxines microbiennes sont modifiées d'une façon non moins profonde ; ce qui permet à M. d'Arsonval de conclure :

« Que la haute fréquence atténue les toxines microbiennes (diphtérie, venins).

« Que les toxines ainsi atténuées augmentent la résistance des animaux auxquels on les injecte. »

Ces dernières expériences sur l'action de la haute fréquence sur les toxines sont reprises par M. le Pr d'Arsonval qui, en 1899, fait une nouvelle communication à la Société de Biologie où il réduit ses conclusions primitives aux suivantes :

« A côté d'échecs, Charrin a constaté dans certains cas une atténuation minime, mais nette. »

a) Les courants de haute fréquence dans certaines conditions spéciales peuvent atténuer certaines toxines ;

b) Cette atténuation n'est pas due aux effets calorifiques du courant.

5° Ces courants exercent une profonde action sur la nutrition en augmentant l'intensité des combustions organiques.

Et après l'énumération de ces propriétés physiologiques, M. le Pr d'Arsonval conclut que :

« La haute fréquence est le plus puissant modificateur de la nutrition intime des tissus que nous connaissions. »

Et il ajoutait :

« Cette voie nouvelle ouverte à la thérapeutique est pleine de promesses, je dois prévenir les médecins que tout est à faire au point de vue clinique ; j'ai montré expérimentalement que la haute fréquence est un puissant modificateur de l'organisme ; là se borne pour le moment mon rôle de physiologiste. »

L'action de la d'Arsonvalisation sur la tension artérielle chez l'homme est une acquisition toute récente.

En 1896, M. d'Arsonval publiait trois observations de malades chez lesquels il avait fait des applications directes de HF dans le service du Dr Charrin à l'Hôtel-Dieu.

La 1re d'un diabétique chez lequel, en 20 jours, la tension artérielle était montée de 15 cm. à 25 cm.

La 2e d'un diabétique chez lequel la tension artérielle était passée durant le traitement de 27 cm. à 30 cm. au début, à 25 cm. à la fin.

La 3e d'un obèse chez lequel la tension artérielle était passée de 18 cm. à 20 cm.

Ces résultats trop peu nombreux et contradictoires ne permettaient pas de conclure autrement que : les applications directes semblaient avoir une certaine action sur la tension.

En 1897, le Dr Moutier faisait connaître ses résultats dans l'hypotension artérielle par les applications *locales* de HF, ou résonnateur, et publiait des relèvements de tension de 3, 4, 5 et même 8 cm. de Hg qu'il obtenait d'une façon constante.

En 1899, le Dr Moutier faisait connaître les résultats qu'il obtenait, à longue échéance il est vrai, dans les cas d'hypertension artérielle par l'autoconduction (cage).

En 1902, il arrivait enfin à obtenir des résultats constants et immédiats après la séance, résultats qui devenaient importants en 1903.

Enfin en 1905, le Dr Moutier et nous-même (1) avons publié les résultats que nous avons obtenus comme abaissement de pression dans les cas d'hypertension artérielle par la condensation (chaise).

On voit donc que les résultats expérimentaux de M. le Pr d'Arsonval se retrouvent en clinique.

Tous les modes d'applications des courants à haute fréquence, les trois derniers tout au moins, ont une action sur la tension artérielle.

Les deux derniers procédés, autoconduction et condensation, ayant seuls une action sur l'hypertension artérielle, nous retiendront seuls.

(1) MM. Moutier et Challamel, *Etude comparative sur l'action de la cage autoconductrice et du lit condensateur dans le traitement de l'hypertension artérielle par la d'Arsonvalisation.* Acad. des Sc., 13 février et 27 février 1905.

CHAPITRE IV

Tension artérielle. — Sphygmométrie clinique.

La contraction systolique du cœur détermine sur le sang une pression qui le chasse dans les vaisseaux et permet son écoulement par les capillaires. Cet écoulement semblerait devoir se faire facilement, la totalité des diamètres des capillaires étant plus considérable que le diamètre de l'aorte. Mais dans ces tubes de petit diamètre il se fait un accroissement considérable de résistance dû au frottement de la colonne liquide. La résistance de l'obstacle périphérique détermine du côté du cœur le déploiement d'une force égale : c'est ce qui constitue la tension artérielle.

Celle-ci exprime donc l'effort développé par le cœur pour vaincre la résistance périphérique, de façon à permettre par les capillaires le passage d'une quantité de sang égale à celle qui est envoyée à chaque systole.

A mesure que le calibre des vaisseaux va en diminuant, la tension artérielle décroît progressivement, mais très faiblement, pour baisser brusquement et presque à zéro dans les capillaires.

Une propriété essentielle des parois artérielles favorise l'action du cœur : c'est l'*élasticité*, force d'emprunt qui se transmet d'un point de la paroi à un point voisin sous forme d'ondes.

La force avec laquelle la paroi artérielle est distendue constitue la *tension artérielle* qui est synonyme de *pression latérale*.

Quant à la masse du sang elle n'entre que pour une part très faible dans les variations que sa quantité plus ou moins considérable peut amener dans la valeur de la pression artérielle :

1° A cause du mécanisme régulateur dû à l'élasticité des artères ;

2° A cause des réserves de sang dans les différents organes.

Le cœur joue donc le rôle essentiel dans l'augmentation ou la diminution de la tension artérielle. Ces variations peuvent être causées par une augmentation ou une diminution d'action du cœur. Cette action étant sous la dépendance du système nerveux régulateur du muscle cardiaque.

Cette diminution ou cette augmentation de l'énergique cardiaque, qui peuvent être primitives, ne sont le plus souvent qu'une action réflexe due à la diminution ou à l'augmentation du calibre des capillaires, c'est-à-dire fonction de la résistance périphérique, régie elle-même par les nerfs vaso-moteurs, qui font du système capillaire un véritable cœur périphérique.

La tension artérielle est donc fonction de la contraction du cœur, de la résistance périphérique et, pour une faible part, de la masse du sang.

La seule mesure exacte de la tension artérielle consiste à mettre en communication une artère avec un manomètre. Ce procédé d'expérimentation, de laboratoire, est inapplicable en clinique.

Les physiologistes et les cliniciens se sont donc efforcés de trouver un instrument pouvant permettre de mesurer d'une façon pratique et rapide cette tension artérielle. De ces recherches est sortie la sphygmométrie clinique qui est basée sur ce principe : il est possible de mesurer la tension d'une artère par l'effort qu'il faut développer pour arrêter les pulsations de cette artère.

Disons dès maintenant que les appareils qui ont été inventés sont tous passibles de graves reproches au point de vue scientifique pur. Au point de vue pratique, en suivant pour leur application les règles détaillées qui ont été précisées pour chaque instrument, ils donnent pour la plupart, pour un même instrument, entre les mains d'un observateur, des résultats comparables, à condition de prendre cette mesure toujours au même point d'une même artère, à la même heure, dans la même position.

Le premier qui ait cherché à mesurer la pression artérielle est Vierordt en 1855.

Mais un nom doit être mis à la tête de tous les autres, non seulement parce qu'il est un des premiers en date, mais aussi parce que ses travaux sont les plus considérables, et que sur eux s'appuie actuellement toute la physiologie du système circulatoire : ce nom est celui du professeur Marey.

A côté de ce nom, il nous faut citer François Franck, puis Forster, Béhier, Landois, Philadelphien, von Basch, Waldenburg, Hill, Bloch, Potain, Pal, Chéron, Mosso, Hürthle, Riva Rocci, Gaertner, Laulanié. D'autres encore dans ces tout derniers temps se sont efforcés d'apporter des modifications, des améliorations à divers de ces appareils.

Le premier instrument pratique pour mesurer la pression est le sphygmomanomètre de Von Basch de 1887. En 1888, Bloch fait connaître son sphygmomètre, qui dans la suite sera successivement modifié par Chéron, puis par Verdin. En 1889, le professeur Potain modifie le sphygmomanomètre de von Basch en remplaçant le fluide transmetteur, l'eau, par l'air, et le manomètre à mercure par un manomètre métallique bien plus transportable, et donne ainsi à la clinique l'instrument qui porte son nom, que tout le monde connaît.

En 1896, Riva Rocci décrit un nouveau sphygmomanomètre.

Enfin Gaertner, en 1899, fait connaître son tonomètre.

Ce sont là les instruments dont nous allons dire quelques mots en insistant seulement sur trois appareils dont nous nous sommes servi : ceux de Verdin, de Potain, de Gaertner.

Les critiques adressées au sphygmomètre de Verdin nous paraissent exagérées.

Elles peuvent se résumer à celles que formulent MM. Bosc et Vedel.

« 1° Le patin qui termine l'extrémité de la tige constitue un mauvais écraseur, car il n'a pas une souplesse suffisante pour s'adapter aux variations de forme des tissus (technique de Chéron); ou, si l'on se sert de la technique de Bloch, il est difficile de supprimer la récurrence au moyen du médius en se servant du pouce comme patin » (Bosc et Vedel).

Nous ne saurions que souscrire à ces conclusions : nous avons renoncé à nous servir des patins, qui constituent des pelotes compressives des plus défectueuses et d'une application des plus irrégulières.

Pour ce qui est de la seconde méthode, c'est celle que nous employons, mais d'une façon toute différente. Nous ne croyons pas, en effet, que le pouce soit un doigt pratique; il est difficile de le rendre purement passif, surtout tandis que le médius est actif. La position de la main de l'observateur dans les diverses figures représentant ce mode d'application est fort incommode.

Voici la méthode dont nous nous sommes servi d'après les indications du Dr Moutier et que nous préconisons : le malade est assis vis-à-vis d'une table et laisse reposer tout l'avant-bras droit sur le bord de cette table. L'observateur se place à côté de la table, à droite du malade, et laisse également reposer son avant-bras droit sur la table. Sa main vient se placer dans celle du malade, comme s'il voulait lui donner une poignée de main, paume contre paume, son index allongé est dirigé dans le sens de l'avant-bras droit du malade, parallèlement à la gouttière radiale. Sa pulpe vient se poser sur l'artère au niveau du carpe.

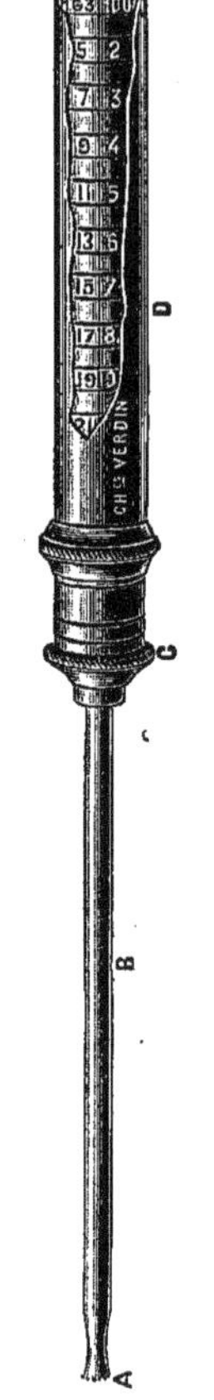

Fig. 6.
Sphygmomètre
Bloch-Verdin.

Pour prendre la tension artérielle au niveau de la radiale gauche, l'observateur emploie sa main gauche.

Dans ces conditions il est facile d'avoir un doigt absolument passif, dont la pulpe constituera une excellente pelote capable de s'adapter aux variations de formes des tissus, et douée de la sensibilité tactile la meilleure que l'on puisse trouver. On pourra par ce procédé saisir le moment précis où l'ondée sanguine cesse de se glisser sous la pulpe, et où elle vient *buter* contre elle.

« 2° Les chiffres obtenus par le Verdin et le Potain donnent des valeurs non comparables » (Bosc et Vedel).

Avec notre technique nous devons dire que nous avons toujours obtenu des chiffres comparables ; avec cette différence cependant, ainsi que le Dr Moutier nous l'a montré, que les chiffres obtenus diffèrent parce que le lieu d'application des deux instruments n'est pas le même. En effet, lors de l'application du Verdin la pulpe digitale vient se placer immédiatement au-dessus du carpe, tandis que la pelote en caoutchouc du Potain se plaçant au-dessus dans la gouttière radiale pour laisser la place des deux doigts, compresseur et explorateur, le plan sous-jacent diffère par conséquent, et, selon sa résistance plus ou moins grande, on trouve un chiffre plus faible ou plus fort. Mais, si l'on prend le même point d'application on trouve des chiffres presque semblables.

« 3° Il faut compter avec la diminution ou la perte d'élasticité du ressort, le jeu du tube interne, etc. » (Bosc et Vedel).

Cela est peut-être vrai en théorie. Nous ne dirons qu'une chose : c'est que le même sphygmomètre nous a servi pour prendre plusieurs milliers de tensions artérielles, et, qu'après vérification, il était aussi exact après qu'au début.

D'ailleurs ces critiques, qui concernent l'instrument en soi-même, se retrouvent pour le sphygmomanomètre de Potain, puisqu'après comparaison de plusieurs instruments MM. Bosc et Vedel écrivent : « En somme donc, même avec les manomètres métalliques les meilleurs, récemment construits et vérifiés, on peut compter sur une erreur de un centimètre en plus ou en moins, erreur qui peut atteindre 2, 3 et même 4 cent. avec des appareils usagés », d'où cette conclusion de faire vérifier fréquemment son appareil quel qu'il soit.

Nous ne décrirons pas ici le mode d'application du Potain, connu de tous. Les résultats en sont bons à condition de tenir compte pour son application de toutes les conditions que Potain lui-même eut soin de signaler. La tension artérielle qu'indique cet appareil est la tension maxima.

Un reproche que l'on a fait à beaucoup d'appareils, c'est d'avoir un coefficient d'erreur personnelle non négligeable.

L'instrument de Riva-Rocci (1899) supprime ce coefficient personnel de l'observation. Mais en dehors des petits inconvénients que son application peut présenter, comme : déshabiller le malade, l'épaisseur des tissus, l'œdème ; il y a quelques inconvénients plus importants. Il est difficile de déterminer jusqu'à quel degré il faut serrer la chambre à air sur le bras avant de procéder à son gonflement ; pour une bonne observation les muscles doivent être en état de relâchement complet, et les fortes pressions peuvent déterminer des contractions réflexes. Tel est du moins l'avis des auteurs qui s'en sont servis, car nous n'avons pas d'expérience personnelle de cet appareil.

Quant au tonomètre de Gaertner, il est constitué par un manomètre en communication avec une sorte de large bague, rigide sur sa face externe et doublée d'une membrane élastique sur sa face interne.

La bague s'introduit sur un doigt, index, médius ou annulaire, dont elle vient entourer la deuxième phalange. On ischémie l'extrémité digitale soit au moyen d'une sorte de dé, soit au moyen d'un lien élastique. Puis l'on distend la membrane qui vient comprimer le doigt, en ayant soin de faire dépasser au manomètre le point que l'on suppose correspondre à la pression. On supprime la compression de l'extrémité digitale, et lentement on relâche la

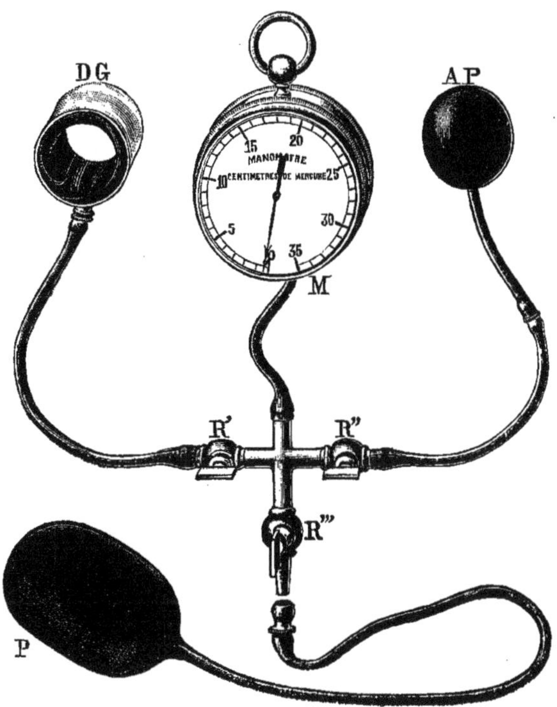

Fig. 7.— Appareil Potain-Gaertner : AP ampoule de Potain, DG doigtier de Gaertner; M manomètre, R'R''R''' robinets, P poire de caoutchouc.

compression exercée en regardant le doigt anémié pour saisir le moment où le sang viendra y affluer. Le degré manométrique marqué à cet instant indique la pression cherchée.

L'application est très facile et dans la lecture il ne peut y avoir d'hésitation. L'explication des résultats est tout autre, car si le doigt est gros, on obtient un chiffre faible, si le doigt est mince et qu'il joue dans le doigtier, comme il faut gonfler la chambre à air d'une certaine quantité avant de produire un effet utile, on obtient un chiffre fort. La température du doigt fait également varier les résultats dans une certaine mesure.

Cet instrument ne saurait remplacer le sphygmomanomètre, mais il vient s'y joindre fort utilement.

Il ne donne pas en effet de variations parallèles à celles obtenues avec les sphygmomètres, car la pression qu'il indique est fonction de la pression des artères digitales d'une part, de la pression dans les capillaires d'autre part.

CHAPITRE V

Hypertension artérielle. Ses signes, son mécanisme, ses causes.

La palpation d'une artère ne permet pas de se rendre un compte exact de l'état de la tension sanguine (1). Et même dans certains cas elle conduit à des conclusions absolument fausses. Le seul moyen pour avoir une approximation de la valeur de la tension artérielle est la sphygmométrie.

Si la mesure de cette tension est le signe primordial lorsqu'il s'agit d'hypertension artérielle, il est quelques symptômes que l'on peut constater concomitamment, ou qui peuvent révéler cette hypertension et amener à la mesurer.

Ces signes sont par ordre d'importance :

1. L'hypertrophie cardiaque portant sur le ventricule gauche ;
2. L'accentuation du 2e bruit aortique ;
3. Le bruit de galop qui est lié à l'hypertrophie du cœur gauche ;
4. Le redoublement du 1er bruit du cœur, qui a été étudié par Potain et décrit par le Dr Vaquez, et qui est précurseur du bruit de galop ;
5. La stabilité du pouls et le type inverse. Phénomènes qui ont été décrits par le Dr Huchard et qui consistent en ce que le pouls est peu variable, et en ce que, dans la position couchée, il augmente de fréquence à l'inverse du type normal.

(1) Pour la rédaction de ce chapitre nous avons eu recours aux remarquables rapports sur l'hypertension, présentés au Congrès franç. de méd. de Paris 1904, par M. Vaquez et MM. Bosc et Vedel.

Dans le chapitre suivant nous verrons toute l'importance pronostique qu'il faut attribuer à l'hypertension.

Avant d'entrer dans la discussion de son mécanisme et de ses causes il nous faut indiquer brièvement les diverses maladies à l'origine ou au cours desquelles on la rencontre. Cette énumération, dans sa nudité, indiquera suffisamment toute l'importance diagnostique que sa constatation entraîne.

D'après le Dr Huchard l'hypertension artérielle se rencontre dans :

la présclérose ;
l'angine de poitrine coronarienne ;
les douleurs cardiaques ;
l'uricémie ;
la goutte ;
l'aortisme héréditaire ;
le tabagisme ;
la néphrite interstitielle ;
la syncope locale des extrémités ;
la maladie de Stokes Adams ;
les anévrysmes ;
l'alimentation carnée intensive.

L'hypertension artérielle est la conséquence, avons-nous vu, de l'augmentation de la résistance vasculaire par obstacle à la périphérie. Cet obstacle à la périphérie peut être réalisé dans trois conditions : le rétrécissement du système vasculaire artériel, la diminution de l'élasticité artérielle, la vaso-constriction périphérique générale ou très étendue.

Faisons remarquer de suite que l'existence de l'une quelconque de ces trois conditions implique les deux autres, non d'une façon absolue, mais dans une certaine mesure.

Trois théories ont prévalu, chacune prenant comme base l'une des trois conditions susénoncées.

La *dégénérescence athéromateuse* des artères, ou plutôt l'*artério-sclérose*, en provoquant la diminution de calibre des vaisseaux, semble devoir être une cause d'hypertension artérielle. Mais l'hypertension n'accompagne pas forcément des affections telles que l'aortite syphilitique, et, qui dit hypertension, ne dit pas forcément artério-sclérose, dans l'éclampsie par ex., où on ne rencontre aucune lésion vasculaire.

Traube pensa que le rétrécissement des artérioles du rein pouvait être la raison de l'augmentation de la résistance circulatoire et de l'hypertrophie du ventricule gauche qui en est la conséquence. Mais le domaine vasculaire des reins est trop limité pour déterminer un obstacle périphérique suffisant pour produire de telles conséquences, surtout en tenant compte du système de régulation.

Traube lui-même a abandonné cette conception qui est en désaccord avec les données physiologiques, et a adopté une théorie tout opposée, celle de Senhouse Kirkes : de l'hypertension préalable.

La *perte de l'élasticité artérielle* a semblé à von Basch être la cause de l'hypertension.

L'observation clinique qui montra au professeur Basch que l'élévation de pression était constante avant que les vaisseaux présentassent des modifications appréciables, le conduisit à admettre comme cause de l'hypertension la *perte de l'élasticité artérielle.*

Car il existe, dit-il, une première période de *dureté* des artères où « le véritable diagnostic, exclusivement physique à ce moment, repose, en l'absence d'altérations vasculaires dûment constatables, sur un signe cependant évident et qui est l'élévation de la pression artérielle ».

Dans la période suivante, de sclérose artérielle, la clinique marche de pair avec l'anatomie pathologique, et elles permettent d'affirmer du vivant même du malade l'altération vasculaire.

Dans cette conception von Basch, qui admet la précocité de l'hypertension, ne fait reposer son hypothèse sur aucune preuve. Il faudrait admettre que l'hypertension s'accroît avec les lésions vasculaires, ce qui est contraire à l'observation. Et dans le cas de perte complète de l'élasticité, on ne saurait expliquer l'action vaso-dilatatrice du nitrite d'amyle. La perte de l'élasticité ne serait-elle pas plutôt la conséquence que la cause de l'hypertension?

La dernière théorie fait résider la cause de l'hypertension dans la *vaso-constriction spasmodique*. Cette action a été nettement démontrée par le professeur Pal dans les accidents aigus de l'hypertension. Certains auteurs : Lauder Brunton, Traube, Huchard, Edgren, l'ont invoquée pour expliquer l'hypertension à l'origine et au cours de la néphrite chronique.

Mais si cette théorie est vraie dans les accidents qui peuvent durer quelques heures ou quelques jours, elle n'est pas moins vraie pour expliquer l'élévation permanente de la tension. Et parfois, lors des premiers temps de l'affection, cette élévation se fait par poussées qui souvent sont la cause d'accidents tels que : l'œdème pulmonaire, l'angine de poitrine, l'encéphalopathie convulsive, etc.

C'est donc la persistance de la cause qui a amené le spasme vasculaire, qui entraîne la persistance de ce spasme même.

C'est cette théorie que les auteurs tendent de plus en plus à admettre.

M. François Franck rejette cette théorie, et dans une communication au congrès français de médecine de 1904, il dit en substance:

« La vaso-constriction ne peut être cause d'hypertension artérielle permanente; la vaso-constriction, phénomène musculaire, ne peut persister au delà d'un certain temps; en outre, toute vaso-constriction périphériqne est compensée par une vaso-dilatation locale, qui agit comme une défense de l'organisme. D'autre

3

part, la répétition des crises d'hypertension incite certaines glandes à sécrétion interne hypotensive à déverser leurs produits dans l'organisme. »

On peut objecter à ceci, que : il existe des contractures de muscles striés permanentes, et qu'il peut de même en exister pour les muscles lisses. Si lors de l'établissement de l'hypertension artérielle il se produit une compensation par vaso-dilatation, qui ramène la tension artérielle à la normale, la répétition des crises d'hypertension réduit de plus en plus le territoire vasculaire de compensation et les crises deviennent de plus en plus rapprochées, de plus en plus longues, jusqu'à prendre le caractère de continuité. Enfin il est possible que le phénomène ne devienne permanent que chez les malades dont les glandes à sécrétion interne hypotensive ne remplissent pas ou remplissent imparfaitement leur rôle pour une raison qui nous échappe.

Il nous faut maintenant étudier quels sont les poisons qui sont capables de produire ce *spasme* vasculaire. Mais avant d'entreprendre l'étude des causes *toxiques*, il nous faut dire un mot de deux autres sortes de causes d'importance secondaire, mais incontestable : les causes *mécaniques* et les causes *réflexes*.

CAUSES MÉCANIQUES

Augmentation du volume du sang. — D'après Dastre et Loye, il faudrait augmenter la masse du sang de un huitième pour obtenir une élévation sensible de la pression. Les injections de sérum, sérum physiologique ou sérums concentrés, agissent beaucoup plus par action réflexe que par action mécanique, et même l'élévation de pression physiologique, que l'on constate après chaque repas chez l'individu sain, doit être plus le fait des diverses substances toxiques introduites dans la circulation, que le fait de la masse introduite. La qualité agit plus que la quantité.

Lésions du cœur et des vaisseaux. — Ces causes ne déterminent qu'une hypertension, ne résultant jamais que d'une résistance anormale à l'écoulement du sang dans le trajet du système circulatoire : insuffisance aortique, aortite aiguë ou chronique, rétrécissement sur un gros tronc vasculaire.

Si ces causes mécaniques sont dues à un état définitif du cœur et des vaisseaux, elles aboutissent, et souvent rapidement, à une hypotension par fatigue du muscle cardiaque.

CAUSES RÉFLEXES.

Les processus psychiques fatigants ou désagréables, la douleur, les émotions, les préoccupations, le travail cérébral exagéré, déterminent des élévations passagères de pression. Mais si ces causes se répètent, l'hypertension de passagère finit par devenir permanente.

Souvent un facteur important entre ici en jeu :

C'est l'état diathésique du sujet qui permet dans certains cas le développement d'une hypertension précoce, hypertension dite héréditaire.

C'est également à ces causes réflexes qu'il faut attribuer le développement d'une hypertension locale ou partielle que l'on peut constater à la temporale dans certains cas d'inflammations encéphaliques, à la pédieuse dans le cas d'aortite abdominale (Teissier).

CAUSES TOXIQUES.

Ces causes sont les agents provocateurs du spasme artériel, les facteurs les plus fréquents d'hypertension. On les divise en causes endogènes ou exogènes, selon la provenance des poisons qui entrent en jeu.

Poisons endogènes.

Les poisons endogènes peuvent venir soit d'une auto-intoxication d'origine intestinale, soit d'une auto-intoxication avec participation des glandes vasculaires sanguines agissant comme cause directe ou comme cause adjuvante.

Mais avant d'entrer dans quelques détails, il nous faut encore revenir ici sur l'hérédité d'hypertension ou hérédité diathésique bradytrophique.

Ces intoxications endogènes ou auto-intoxications résultent primitivement d'une augmentation de toxicité des produits du métabolisme normal, et aussi d'une rétention consécutive des poisons par impuissance des organes éliminateurs ou modificateurs.

Cette augmentation de toxicité des déchets est due à une insuffisance des réductions et des oxydations et constitue la diathèse bradytrophique.

L'arthritisme ou, pour se servir d'un terme plus exact, ainsi que l'a conseillé le Pr Landouzy, le bradytrophisme, peut créer de bonne heure ce que l'évolution de la vie produit naturellement : l'artério-sclérose, « cette rouille de la vie », si bien que la diathèse bradytrophique correspondrait en quelque sorte à une *sénilité précoce* et créerait par son hérédité un terrain excellent pour l'hypertension.

Les causes qui peuvent créer ces auto-intoxications d'origine intestinale sont : une alimentation soit excessive, soit défectueuse, les fermentations gastro-intestinales, la constipation. Certains états diathésiques peuvent encore favoriser le développement de ces causes, tels sont : la goutte, le diabète gras, l'emphysème pulmonaire, la dyspepsie dite avec hypertension. Dans tous ces cas les agents actifs qui constituent les poisons, qui iront impressionner les cellules de l'arbre circulatoire, seront : l'urée, l'acide urique, l'urobiline, les sels de potasse, les sels ammoniacaux, l'acide oxalique, l'acide lactique, la neurine, les ptomaïnes, les leucomaïnes.

Quant aux auto-intoxications avec participation des glandes

vasculaires sanguines, ce sont celles que l'on retrouve dans l'urémie, dans l'éclampsie (véritable intoxication gravidique par suppression du flux menstruel), dans la grossesse où les femmes avec albuminurie présentent de l'hypertension, lors de la menstruation où l'on a pu décrire l'hypertension prémonitoire des règles, lors de la ménopause où, même chez les femmes arthritiques, la tension après avoir augmenté, reste élevée, dans la puberté par suractivité fonctionnelle transitoire, dans la chlorose par spasme vasculaire imposant au cœur un travail exagéré d'où parfois dilatation, enfin dans le goître exophtalmique.

Poisons exogènes.

Ces poisons peuvent être de natures diverses.

Dans une première classe il faut ranger le plomb, le tabac et l'alcool.

L'intoxication saturnine est le type des intoxications exogènes avec hypertension.

Le plomb, soit qu'il produise des syndromes bien spéciaux tels que la colique de plomb et l'encéphalopathie saturnine, soit qu'il conduise à des lésions communes à tant de causes, telles que la néphrite interstitielle, la goutte, l'artério-sclérose, nous donne le type des intoxications exogènes avec hypertension, le type même de l'affection hypertensive.

Nous ne nous appesantirons pas sur cette action nocive, non plus que sur celle du tabac et de l'alcool : nous ne saurions qu'affaiblir ce que tant d'autres ont développé de façons si diverses et si remarquables.

La deuxième classe de poisons d'origine exogène est constituée par les poisons d'origine microbienne. Certains produits microbiens (staphylococcus aureus, malléine et produits du bacillus heminecrobiophylus) élèvent la pression artérielle. A côté de ces cas il nous faut placer toute une série de maladies dans lesquelles

les toxines ont une action nettement hypertensive ; ce sont : la malaria, le choléra, la scarlatine, la syphilis constitutionnelle.

Dans ces derniers temps, le Dr Vaquez et après lui quelques auteurs ont voulu voir à ces différentes causes une même action pathogène.

Cette action d'élection, commune à toutes ces causes, porterait sur la glande surrénale. Celle-ci réagirait par une exagération de sa sécrétion interne, déversant dans le torrent circulatoire une quantité plus considérable d'adrénaline. Cette dernière, dont les propriétés vaso-constrictives sont bien connues, deviendrait le facteur direct de l'hypertension artérielle.

A cette théorie séduisante qui veut que l'hyperépinéphrie soit seule cause d'hypertension artérielle, divers auteurs ont donné à l'appui des faits positifs, d'autres sont venus apporter des observations contradictoires.

Le Dr Josué, en 1903, a déterminé la production d'athérome aortique expérimental par injections répétées d'adrénaline dans les veines chez des lapins. Divers auteurs ont confirmé depuis ces expériences.

Or, selon la théorie précédente, l'introduction de cette substance devait déterminer de l'hypertension artérielle, et l'on pouvait se demander, en présence du résultat obtenu : l'athérome artériel, si l'hypertension ne venait se substituer à sa cause pour en continuer et en accentuer les effets.

Puis le Dr Chevalier, et après lui le Dr Josserand, ont montré que si l'action hypertensive de l'adrénaline était suffisamment puissante pour déterminer une élévation de la pression artérielle assez considérable pour atteindre le double de la valeur primitive, cette action n'était que passagère et sa durée n'excédait pas quelques minutes. A cette phase de vaso-constriction succède une phase de vaso-dilatation réflexe paralytique.

Enfin des faits *cliniques* fort intéressants ont été relatés dans ces derniers temps, en particulier par MM. Widal et Boidin, et il semble bien qu'il y ait un rapport indéniable entre les lésions des capsules surrénales, l'athérome généralisé et l'hypertension artérielle.

Il semble cependant qu'il serait prématuré de rejeter, à l'heure actuelle, toutes les causes d'hypertension que nous avons énumérées.

En résumé :

Le mécanisme de l'hypertension permanente est complexe.

A la cause primordiale de l'hypertension s'ajoute la rétention des poisons par lésions du foie et des reins ; et le spasme des artères rénales n'agirait pas tant comme obstacle périphérique, dans l'élévation de la pression artérielle, que comme ne permettant pas le passage des produits toxiques qui pourront alors s'accumuler dans le sang et produire tous leurs effets. D'autres causes secondaires peuvent entrer en jeu, comme : des écarts de régime, la constipation, le surmenage, les émotions.

En réalité, on ne saurait séparer l'action des poisons exogènes ou endogènes, facteurs d'hypertension artérielle, de l'action de cette hypertension elle-même : toutes deux concourent à la production de la sclérose des artères.

CHAPITRE VI

Hypertension.
Inconvénients et accidents qui en sont la conséquence.
Des divers traitements mis en usage contre elle.

Claude Bernard a prononcé cette parole : « si la fonction fait l'organe, la maladie de la fonction fait souvent la maladie de l'organe », et l'*hypertension* devient rapidement un facteur important dans la genèse des maladies au début desquelles elle apparaît.

Quelles sont ces conséquences graves dues à un excès de pression ? Le Dr Vaquez dans sa communication à la Soc. méd. des hôp. de février 1904, s'exprime ainsi :

« En résumé, nous pensons qu'il nous paraît temps de distraire de l'albuminurie, de la néphrite, de l'intoxication urémique, éclamptique ou saturnine, certains accidents qu'on avait jusqu'ici coutume d'expliquer par leur intervention. Ces accidents, parfois bénins, le plus souvent fort graves, sont fonction, non de la maladie causale, souvent invoquée à tort, la néphrite, par exemple, mais d'un symptôme commun aux trois entités morbides entre lesquelles elle forme comme un lien nécessaire, et ce symptôme, c'est l'hypertension. »

L'hypertension artérielle, qui reconnaît des causes si diverses, peut être, selon sa durée ou son ancienneté, classée en : hypertension transitoire (affections aiguës), hypertension oscillante ou instable, hypertension permanente. (Dr Vaquez.)

Du fait même de l'hypertension peut résulter une série d'accidents identiques, quelle que soit la cause première, et qui auront d'autant plus de chances de se produire que l'hypertension sera ou plus durable ou plus forte, ou existera sur un terrain peu résistant. Si parfois les accidents se résument à quelques troubles d'ordre secondaire, tels que fourmillements, crampes, céphalée, bourdonnements d'oreille, plus souvent ces premiers symptômes ne sont que les prodromes d'autres symptômes plus redoutables.

« L'encéphalopathie saturnine, l'éclampsie puerpérale résument en quelques jours les accidents qui s'espacent en plusieurs années au cours de la néphrite chronique avec hypertension » (Vaquez).

Certains accidents, telle l'hémorragie cérébrale, sont incontestablement dus à l'hypertension artérielle elle-même.

Mais dans d'autres cas l'hypertension ne viendrait-elle pas se substituer à sa cause pour en continuer et en accentuer les effets, produisant des conséquences que la cause initiale était incapable de produire par elle-même ? C'est une question, nous le verrons, que nous aurons à nous poser à propos de l'œdème du poumon.

La simple énumération des accidents qui sont le fait même de l'hypertension est suffisamment éloquente, puisqu'à côté d'accidents bénins, tels que la céphalée, la plupart sont d'une telle gravité qu'ils menacent directement et immédiatement la vie du malade.

Certains accidents sont la conséquence *certaine* de l'hypertension. Ce sont : la céphalée — des troubles auriculaires précoces et tenaces — des troubles oculaires (amaurose saturnine, amaurose urémique et amaurose éclamptique, hémianopsie homonyme, glaucome aigu et glaucome chronique) — l'aphasie transitoire — l'encéphalopathie convulsive (commune au saturnisme, à l'éclampsie, à l'urémie) — l'hémiplégie transitoire — l'hémorragie cérébrale — la mort subite.

Certains accidents sont la conséquence *probable* de l'hypertension. Ce sont : l'œdème aigu du poumon — l'angine de poitrine

— la dilatation aortique et la dilatation cardiaque à un stade très avancé.

Il nous faut, à côté de cette liste déjà longue, tenir compte de la part qui peut revenir à l'hypertension dans la genèse même de diverses maladies chroniques, tels : le mal de Bright, l'insuffisance aortique, l'anévrysme de l'aorte, etc., etc., part qui, selon les théories, a une valeur inégale, mais qui est toujours importante.

En présence de tels accidents, on comprend que depuis longtemps on ait cherché de tous les côtés une thérapeutique efficace pour y parer. C'était rechercher le remède à l'hypertension, la médication hypotensive.

Les divers agents qui ont été employés dans ce but peuvent se diviser en agents médicamentaux et agents hygiéniques et physiques.

I. — AGENTS HYGIÉNIQUES ET PHYSIQUES

1° *Régime alimentaire.*

Lorsqu'il s'agit de médication hypotensive, étant donné la multiplicité des causes, il ne saurait s'agir d'une seule indication thérapeutique. Cependant le premier acte du thérapeute doit être la suppression de la cause principale.

Les causes susceptibles de provoquer des à coups d'hypertension, telles que les émotions, la douleur, la fatigue, les efforts, le coït, devront être écartées.

S'il existe un traitement spécifique de la maladie en cause, comme le traitement mercuriel dans la syphilis, il devra être employé.

Mais il est à remarquer que la suppression de cette cause n'entraîne pas toujours la disparition de l'hypertension lorsqu'il s'agit d'hypertension transitoire, l'entraîne rarement lorsqu'il s'agit d'hypertension de cause permanente. Et bien souvent les causes sont multiples et se surajoutent.

De là vient aussi que le régime alimentaire, toujours défectueux chez les hypertendus, qu'il soit à la base de leur affection ou cause adjuvante seulement, doit être une des premières préoccupations du médecin.

On parvient ainsi en effet à supprimer quantité de poisons d'origine exogène.

C'est ainsi que l'on proscrira l'alcool, le café, le thé, l'abus des viandes, les viandes fibreuses, les poissons huileux ou non frais, les sauces, les viandes faisandées, le gibier, la charcuterie, les fromages fermentés, les conserves, les choux, l'oseille, les légumes à résidus abondants.

On supprimera aussi la viande au repas du soir. Enfin on pourra instituer tel régime que l'on croira convenable.

De tous, le régime par excellence est certainement le régime lacté, non seulement parce qu'il n'introduit qu'un minimum de toxines dans l'organisme, mais aussi parce qu'il devient un agent puissant d'élimination de toxines.

C'est principalement à Potain et au Dr Huchard que l'on doit de connaître toute l'importance du régime alimentaire et tout le bénéfice que les malades peuvent retirer du régime lacté.

A côté des régimes doivent prendre place les diurétiques, les sudorifiques, les purgatifs qui, par leur action, éliminent de l'organisme tant de poisons d'origine endogène, facteurs puissants d'hypertension artérielle.

2° *Cures thermales* (*diverses*)

Nous ne parlerons pas ici des stations thermales où l'on applique le traitement sous forme de bains carbo-gazeux. Nous réservons à l'étude de cette méthode un chapitre spécial.

Les cures thermales d'Evian, de Vittel, de Contrexéville, de

Martigny, où l'on emploie les eaux sous forme de boissons, de Bourbon-l'Archambault, de Bourbon-Lancy où l'on emploie l'eau à l'intérieur et à l'extérieur, agissent par la diurèse salutaire qu'elles provoquent.

Voici quelle est l'opinion que le Dr Bouloumié, de Vittel, a émise au point de vue qui nous occupe sur les résultats obtenus dans cette station :

« On peut dire, dès lors, avec M. Huchard, ce que je n'avais osé dire jusqu'à présent, que, de même que l'usage habituel d'eaux minérales diurétiques est utile aux artério-scléreux, une cure par ces mêmes eaux peut, chez certains d'entre eux, être utilement prescrite. Toutefois, moins formel que lui, je persiste à penser que, surtout dans les cas d'artério-sclérose confirmée, avec ou sans lésion athéromateuse, cette cure n'est pas toujours sans danger, qu'elle ne s'applique pas à tous les artério-scléreux, qu'elle doit être surveillée de très près pendant toute sa durée et parfois secondée, au moins au début, par des moyens accessoires appropriés. Je dirai de plus, qu'en pareil cas, pour obtenir des effets durables et surtout progressifs de la cure, le médecin habituel doit s'inspirer, dans ses prescriptions hygiéniques et thérapeutiques, des données fournies par le sphygmotonomètre, vraiment précieuses en pareil cas. »

3° *Massage et mouvements musculaires provoqués.*

Le Dr Stapfer, qui a fait des recherches fort intéressantes sur le massage au point de vue physiologique, écrit ceci (1) :

« Le massage du ventre est constamment accompagné d'une élévation de pression (ascension du manomètre, resserrement du cœur, érection de la pointe) et constamment suivi d'un abaissement de pression (chute du manomètre, mais non au-dessous de

(1) Voir Stapfer, *Traité de kinésithérapie gynécologique*, 1897. — Voir Moutier, Rapport au 1er cong. internat. de physiothérapie.

la normale, cardio-dilatation). N'ont fait exception que huit ou dix animaux à sang froid, dont le cœur s'arrêtait en diastole au moindre attouchement du ventre et une chienne insensible même au massage de l'intestin à nu, lequel provoqua des ascensions telles que j'ai vu le manomètre accuser 80 millièmes.

« Cette constatation contredisait tout ce que j'avais lu ou entendu sur les effets immédiats du massage, notamment en Suède et en France où Cautru et Huchard, avant de connaître mes travaux, concluaient comme les Suédois à un abaissement de la pression.

« Le tout est de s'entendre et de bien préciser les termes et aussi les conditions dans lesquelles se produisent les faits.

« L'abaissement des auteurs en contradiction apparente avec mes assertions est simplement le phénomène *secondaire*, qui succède aussi dans toutes mes expériences au phénomène *primitif* de l'élévation.

« Oui après le massage ou *pendant ses pauses*, j'ai toujours vu la pression revenir à la normale. Pendant le massage, elle s'élève.

« Hertz, Krikortz et Hotman Bany, dans des recherches sur l'effet des mouvements actifs chez les cardiaques, ont constaté également cette élévation *primitive* de pression que j'affirme et ils ont montré à quelles erreurs conduisait la théorie de l'abaissement primitif.

« Rien ne m'autorise à penser que l'abaissement de la pression chez les hypertendus puisse causer autre chose que quelques malaises passagers comme cette hypotension elle-même. Mais il ne faut pas oublier que j'ai décrit une variété fort commune de syncope due à la paralysie du territoire vasculaire abdominal; il serait donc possible que des prédisposés, traités inintelligemment ou avec brutalité, puissent présenter des accidents de ce genre, même mortels. »

Le Dr Piatot, dans sa thèse en 1898, a indiqué les heureux effets du massage abdominal dans les cardiopathies. Il notait que dans les cas d'hypertension on pouvait observer un abaissement et il ajoutait ces mots dignes de remarque : « Dans l'immense majorité des cas, nous avons trouvé que l'abaissement de la pression était parallèle à la diminution de fréquence du pouls »; contrairement à la loi de Marey.

Le Dr Cautru qui a particulièrement étudié l'action du massage abdominal sur la pression artérielle admet comme M. Stapfer que la période d'abaissement de la pression artérielle est précédée d'une période d'hypertension d'une façon générale, mais il pense que cette dernière est de très courte durée et il semble croire que chez les hypertendus elle ne se produirait pas.

Enfin si par le massage abdominal le Dr Cautru a toujours obtenu chez les hypertendus un abaissement de la pression artérielle, il ne peut pas par ce moyen ramener la pression artérielle à la normale chez les sujets atteints d'hypertension permanente.

« Le massage abdominal, dit-il, est curatif de l'hypertension passagère (migraine prémenstruelle, fausse angine de poitrine, dyspnée toxi-alimentaire, chlorose, etc.), préventif de l'hypertension permanente (angine de poitrine, ménopause, présclérose, etc.), et utile dans l'artériosclérose confirmée. »

Au sujet de la méthode combinée d'Œrtel par le mouvement et le régime alimentaire, le Dr Huchard s'exprime ainsi :

« Quant à la méthode d'Œrtel par la cure de terrains ou marche ascensionnelle, elle a bien perdu de sa valeur ; elle aboutit souvent à la dilatation du cœur, à l'hypertension pulmonaire ; elle peut accroître l'hypertension artérielle loin de la modérer. »

4° *Hydrothérapie.*

Le Dr Beni-Barde, dans une lettre qu'il adressa au Dr Huchard à la suite de la communication que celui-ci fit en 1903 à l'Académie de médecine, décrit la douche hypotensive dans les termes suivants :

« Avant de décrire la douche *hypotensive* proprement dite, je dois signaler un autre procédé hydrothérapique dont l'intervention est fort utile, quand l'hypertension artérielle se trouve greffée sur un fond anémique très prononcé. Il consiste en une douche modérément froide, à percussion très légère et dont la durée doit être assez longue pour entraver le mouvement de réaction et l'excitation qui l'escorte. Le plus souvent cette douche fait naître une détente heureuse qui détermine une hypotension artérielle très appréciable. Elle est bienfaisante ; mais elle ne produit pas toujours les effets que vous exigez.

« Le véritable procédé hydrothérapique qui agit avec le plus de sûreté contre l'hypertension des vaisseaux, c'est la douche tempérée.

« On l'administre avec un appareil spécial connu sous le nom de mélangeur. L'eau répandue discrètement sur la peau ne doit éveiller aucune sensation de chaleur ou de froid. Il faut que sa température puisse convenir aux particularités de chaque individualité morbide et varier, par conséquent, entre le 33° et le 37° de l'échelle centigrade, c'est-à-dire dans les limites qui forment la zone neutre. La projection de cette douche doit avoir une douceur extrême et se traduire par des aspersions lentes, allongées, régulières, dirigées spécialement sur les côtés de la colonne vertébrale. La durée peut aisément osciller entre 3, 5 ou 8 minutes, selon le degré de résistance du sujet.

« Cette douche essentiellement sédative apaise le système nerveux et le système circulatoire en leur apportant un calme qui les met à l'abri d'une évolution pathologiquement tumultueuse. Elle convient à tous les malades qui ont une tension artérielle très exagérée. C'est la douche *hypotensive* par excellence ; elle aide le myocarde dans son œuvre, régularise la tonicité des vaisseaux, des muscles ou des liquides organiques, et empêche la propagation malsaine des excitations du système nerveux. »

Malheureusement nous ne possédons aucune observation relatant ce phénomène et nous faisant connaître si cet abaissement est primitif, ou secondaire, comme il est permis de le supposer, et comme le Dr Huchard le prétend :

« J'ajoute, écrit ce dernier, que l'action hypotensive pourrait encore être demandée à l'hydrothérapie ; mais ici l'hypotension s'obtient au prix d'une hypertension vaso-constrictive préalable. »

5° *Balnéothérapie*

Dans plusieurs stations thermales les bains peuvent servir au traitement de l'hypertension artérielle ; ce sont les bains carbo-gazeux, que l'on trouve à Royat, à Châtel-Guyon, Saint-Galmier, Saint-Alban, Saint-Nectaire, etc., en France ; à Spa, en Belgique ; à Nauheim, en Allemagne, etc.

Les premières tentatives de traitement furent faites en Allemagne à Nauheim, mais ne furent pas heureuses.

Le Dr Huchard, en parlant de cette cure, écrit qu'elle est : « pleine de dangers dans le cas d'hypertension artérielle, puisque l'on avait observé des cas de mort. »

En ce qui concerne l'action des bains carbo-gazeux de Royat, le Dr Laussedat, dans une communication faite à l'Académie de Médecine en 1904, donne les conclusions suivantes que soutint le Dr Huchard, rapporteur :

On observe :

« 1° Soit une action hypertensive en donnant ces bains très gazeux et très courts, et l'hypertension sera d'autant plus accusée que le bain s'éloigne de la température indifférente.

« 2° Soit une action hypotensive en les donnant toujours à la température de la peau, privés de gaz au début et progressivement gazeux ensuite, d'une durée plus prolongée, de façon à entretenir cette hypotension.

« 3° L'action du bain est toujours antitoxique et éliminatrice, puisque sous son influence la diurèse est notablement augmentée. »

Depuis cette époque, divers auteurs se sont attachés à rechercher cette action hypotensive, et au congrès français de médecine, en 1904, plusieurs d'entre eux venaient exposer les résultats de leur observation.

Le Dr Laussedat apportait à nouveau les résultats dus aux bains carbo-gazeux de Royat.

De même le Dr Jean Heitz, de Royat ; mais ce dernier ajoutait ces mots dont l'importance ne doit pas échapper :

« Chez les hypertendus, dans 35 p. 100 des cas, la tension reste élevée ; il s'agit alors d'hypertension permanente chez des scléreux confirmés. J'ai eu à lutter même dans quelques cas contre des tendances à l'élévation qui ont nécessité une interruption passagère ou définitive de la cure. »

Enfin les heureux effets dus à l'action des bains carbo-gazeux de Spa, analogues à ceux observés à Royat, étaient signalés par M. Wybauw et M. Guilleaume.

Le Dr Mougeot, dans sa thèse inaugurale en 1905 sur l'action du bain carbo-gazeux artificiel, passe en revue les indications et les contre-indications de ce mode de traitement, et, plus sévère que les auteurs précédents, en limite nettement les indications à la période de début de l'hypertension artérielle, en concluant :

« Le bain carbo-gazeux paraît au moins inutile chez les grands asystoliques et dangereux dans les artério-scléroses avancées et généralisées ; dans l'angine de poitrine coronarienne et l'anévrysme aortique. »

6° *Électrothérapie.*

Dans le chapitre suivant nous exposerons les résultats généraux de la d'Arsonvalisation dans l'hypertension artérielle permanente.

II. — AGENTS MÉDICAMENTEUX

Pour l'étude rapide de ces agents chimiques nous suivrons l'exposé que le Dr Huchard en a fait dans sa communication à l'Académie de médecine en 1903.

1° *Iodure de potassium.*

« La médication iodurée n'est que faiblement hypotensive. A la période de pré-sclérose elle est inutile, donc nuisible, et il est préférable de s'adresser aux médicaments vaso-dilatateurs et hypotenseurs par excellence : nitrite d'amyle, trinitrine, tétranitrate d'érythrol, nitrite de soude (1). »

2° *Nitrite d'amyle.*

« Le nitrite d'amyle a une action instantanée mais fugace, son action hypotensive et diurétique est très infidèle (1). »

Le Dr Leroy, dans sa thèse, rapporte des résultats négatifs à la suite d'inhalation de nitrite d'amyle.

Toutefois le Dr Vaquez en a obtenu des résultats heureux et constants ; mais il faut remarquer qu'à la suite de l'emploi de doses trop fortes certains accidents ont pu être notés, tels que des accidents douloureux et l'œdème pulmonaire ; accidents qui sont dus à ce fait qu'*à la phase hypotensive succède une phase où l'hypertension peut être plus élevée* qu'avant l'emploi du médicament.

3° *Trinitrine.*

« La trinitrine a une action moins rapide mais plus persistante ; son action ne se manifeste qu'au bout de quelques minutes et ne dure pas plus de 1 h. 1/2 (1). »

4° *Tétranitrate d'érythrol.*

Son action se manifeste au bout d'1/4 d'h. et dure de 3 à 4 h. « Pour atteindre la dose limite *seule active*, il faut arriver à l'apparition d'une légère céphalalgie et diminuer alors un peu la dose. Dans la néphrite interstitielle il active la diurèse, mais est sans action sur l'albumine. La trinitrine et le tétranitrate d'érythrol sont les médicaments de choix dans la présclérose (1). »

5° *Nitrite de soude.*

Il a l'avantage sur le précédent d'être soluble. Son action est plus durable que celle de la trinitrine. Le Dr Couderc a consacré sa thèse inaugurale à son étude. Le Dr Leroy a observé par son emploi des abaissements de 2 cm. environ après 20 minutes.

6° *Les diurétiques.*

Tels que le nitrate de potasse et la théobromine.

7° *Sérum de Trunecek.*

« Dissolution morte de divers principes salins et qui a failli à la plupart des espérances que son promoteur avait fondées sur lui » (Robin).

8° *Lacto-sérum de Blondel*

Dont la valeur n'est pas encore établie.

9° *Organothérapie*

Qui, par les propriétés hypotensives de certaines glandes, peut rendre certains services. Ces glandes à propriétés hypotensives

(1) Huchard.

sont: la glande thyroïde, le foie, le thymus, le pancréas, le testicule, l'ovaire.

Dans ce rapide exposé, on peut voir combien nombreux sont les traitements préconisés pour combattre l'hypertension dont le rôle pathogénique est si important.

N'ayant aucune expérience personnelle de ces traitements si divers, nous n'avons fait que rapporter les opinions des auteurs qui s'en sont particulièrement occupés.

Il ressort de cet exposé que :

1° Le traitement par les agents hygiéniques et physiques apparaît comme de beaucoup supérieur au traitement médicamenteux.

2° Parmi les meilleurs traitements, tels que le massage et les bains carbo-gazeux, on observe avant la phase d'hypotension cherchée une élévation de l'hypertension ; et les différences de technique pour obtenir, soit de l'hypotension, soit de l'hypertension, étant très faibles, il est nécessaire, pour ne pas observer d'accidents sérieux, que le traitement soit appliqué par un médecin expérimenté et qu'il ne soit, en aucun cas, confié à des non-médecins.

Toutefois le régime alimentaire apparaît comme devant être établi à la base de tout traitement. Et dans certains cas il est susceptible à lui seul d'amener la disparition de l'hypertension artérielle.

DEUXIÈME PARTIE

EFFETS GÉNÉRAUX DE LA D'ARSONVALISATION DANS L'HYPERTENSION ARTÉRIELLE

CHAPITRE I

Résultats généraux obtenus dans le traitement de l'hypertension artérielle permanente par la d'Arsonvalisation. Efficacité, rapidité, constance de la méthode. Durée des résultats. Importance du régime alimentaire. Résultats comparatifs de l'autoconduction et de la condensation.

Dès que M. le professeur d'Arsonval eut découvert les courants de haute fréquence et fait connaître leurs propriétés physiologiques, les cliniciens tentèrent de voir quels bénéfices ils pourraient tirer au point de vue thérapeutique de cette nouvelle méthode.

Bientôt Apostoli, après avoir employé ce mode de traitement chez plusieurs centaines de malades, apportait comme conclusions de ses recherches les quatre modifications suivantes qui résumaient les effets thérapeutiques obtenus au moyen de l'autoconduction :

Retour du sommeil ;

Relèvement des forces et de l'énergie vitale ;

Réapparition de la gaieté, de la résistance au travail et de la facilité pour la marche ;

DÉPARTEMENT DES IMPRIMÉS

BULLETIN A UTILISER POUR LES PLACES 181 A 360

PLACE OCCUPÉE
272

DATE :

DEMANDE

COTE [

TOMAISON/ANNÉE/SÉRIE
des périodiques et collections :

AUTEUR :

TITRE :

DATE DE PUBLICATION :

LECTEUR

NOM :
(en capitales)

ADRESSE ACTUELLE :

RÉPONSE DES MAGASINS

☐ Communiqué à vous-même le :

☐ Communiqué le :
A consulter à :

Voir :

Voir : microfiche : ☐ microfilm : ☐

☐ Cote à compléter

☐ Cote à revoir

☐ A la micrographie

☐ A la reliure

☐ Manque en place

☐ Absence constatée

☐ Hors d'usage

STIPA

Du lundi au vendredi

Ce bulletin donne droit à la communication immédiate :

— soit d'un volume folio ;

— soit de deux volumes in-4° dont les cotes se suivent ;

— soit de trois volumes in-8° ou in-16 dont les cotes se suivent.

Nombre de bulletins autorisés par jour (bulletins différés inclus)

dix, par groupe de trois, au maximum.

(sauf réduction en cas de circonstances exceptionnelles)

Prière de remplir les bulletins au stylo à bille.

Les bulletins **incomplets** ou **illisibles** ne seront **pas servis**.

Les lecteurs peuvent en restituant au contrôle les livres qui leur ont été communiqués, faire mettre de côté pour le lendemain, trois volumes au maximum (distingués par un signet), ou 6 avec une sangle.

Pour obtenir une communication différée :

— pour le jour même, utiliser des bulletins bleus ;

— pour le lendemain ou les jours suivants, utiliser des bulletins roses.

Pour obtenir des périodiques, publiés depuis 1960, et donc conservés au Département des Périodiques (à l'exclusion des volumes non reliés, des folios et grands folios), utiliser des bulletins blancs bordés de vert.

Amélioration de l'appétit.

Les heureux effets obtenus dans le rhumatisme chronique furent indiqués par le Dr Rilhac dans sa thèse inaugurale.

En un mot, toutes les maladies rangées par M. le professeur Bouchard dans le groupe des maladies par ralentissement de la nutrition sont susceptibles de bénéficier de ce mode de traitement.

Mais les résultats obtenus l'étaient à une telle échéance que des auteurs ne voulurent pas voir dans le traitement la cause de l'amélioration obtenue et vinrent dénier à l'autoconduction toute action thérapeutique.

Et le rapport présenté au congrès d'électrothérapie et de radiologie de Paris 1900, sur les propriétés thérapeutiques des courants de haute fréquence et de haute tension, concluait à la faillite de l'autoconduction et à la seule efficacité thérapeutique des applications locales de haute fréquence à l'aide du résonnateur.

Mais, se plaçant à un point de vue tout autre, dans ces dernières années le Dr Moutier constatait l'action efficace, énergique, de la d'Arsonvalisation dans l'hypertension artérielle permanente. A sa suite, quelques auteurs (1) sont venus confirmer ses résultats.

Le Dr Moutier résumant ses travaux dans une communication faite au Congrès de Grenoble en 1904, s'exprime ainsi :

« Actuellement, l'action de la d'Arsonvalisation ne peut plus être mise en doute, étant donné que l'on peut, après chaque séance, constater, à l'aide du sphygmomètre ou du sphygmomanomètre, chez les hypertendus, des abaissements de pression artérielle, dans des conditions telles que les résultats observés ne peuvent pas être imputés à une erreur de mensuration. *Au début du traitement*, à la première séance, nous observons, en effet,

(1) MM. Bonnefoy, Gidon, Ugo-Gay.

des abaissements de pression de 3, 4, 5 et même 6 cm. de mercure et cela dans l'espace de quelques minutes. »

A cette première constatation nous n'avons qu'une seule chose à ajouter, c'est que l'abaissement peut être encore plus considérable : dans un cas nous avons constaté un abaissement de 7 cm., et le Dr Moutier nous a fait savoir qu'il avait lui-même constaté un abaissement de 9 cm.

Dans les séances ultérieures, les abaissements de pression sont moins considérables.

Le *nombre de séances* nécessaires pour ramener la pression d'un hypertendu à la pression normale, 15 à 16 cm. de mercure au niveau de la radiale selon l'appareil employé, est extrêmement variable.

Dans les 50 observations que le Dr Moutier et nous-même avons publiées au Congrès de médecine de 1904 le résultat a été obtenu :

En	séance	dans	cas.
En 1	séance	dans 19	cas.
2	—	10	—
3	—	8	—
4	—	5	—
5	—	2	—
6	—	2	—
9	—	1	—
11	—	1	—
16	—	2	—

Mais nous avions affaire à des malades d'une nature toute spéciale (vieillards) et dans des conditions d'hygiène alimentaire toute particulière, ainsi que nous l'avons fait observer.

Aussi la tension artérielle, chez ces malades présentant une assez forte hypertension permanente, a-t-elle été ramenée à la normale en moins de trois séances dans la plupart des cas. « Il en est de même chez la plupart des préscléreux de Huchard ou les instables de Vaquez. »

Chez les malades de ville, « en général la pression normale est obtenue après une série de 6 à 10 séances... toujours nous avons obtenu la normale après 16 à 20 séances » (Moutier).

Pour l'instant on peut dire que dans les cas observés par les divers auteurs le nombre de séances nécessaires pour ramener la pression de différents hypertendus à la normale a varié de 1 à 20 séances.

Au point de vue de la *rapidité* de l'abaissement les cas peuvent être classés en (1) :

Abaissement retardé, moyen, rapide, très rapide.

Il nous faut ajouter une classe : abaissement *immédiat*.

« La rapidité de l'abaissement de la pression ne semble, en général, être en rapport ni avec la gravité, ni avec l'ancienneté de l'artériosclérose, ni même avec le degré plus ou moins élevé de l'hypertension artérielle », et le Dr Moutier ajoute : « Mais elle semble être en rapport, et dans un rapport très étroit, avec l'hygiène et surtout l'alimentation du malade ».

Et les 50 observations dont nous parlions sont venues vérifier cette conclusion. Ces malades étaient en effet des gens âgés, usés par la vie, soumis à une hygiène médiocre, mais surtout à un régime alimentaire tel qu'il constituait une *stricte ration d'entretien*. Pour la plupart même, ils étaient soumis à ce régime depuis un temps fort long.

Et même sept d'entre eux (2) étaient au régime lacté mitigé (c'est-à-dire 2 ou 3 litres de lait et au maximum 250 grammes de pain par jour).

1	était à ce régime	depuis	7 ans.
1	—	—	4 —
1	—	—	3 —
1	—	—	18 mois.
1	—	—	14 —
1	—	—	12 —
1	—	—	10 —

(1) Dr Moutier, Com. au Congrès de l'Ass. Fr. pour l'Av. des Sc., Grenoble, 1904.

(2) Voir : observations XII, XXVIII, XXX, XLVII, XLVIII.

Or ce régime, le régime par excellence, n'avait pas, durant ces longues périodes, déterminé l'abaissement de la pression que nous avons obtenu en quelques séances.

Et cependant, à l'encontre de ce que nous disions tout à l'heure, malgré ces régimes sévères, un certain nombre d'entre ces malades ne sont venus à la normale qu'après un nombre relativement grand de séances : ce retard paraît imputable dans la plupart des cas à des lésions organiques diverses.

Le malade de l'observation XIV était atteint de tabès et il fallut 9 séances de d'Arsonvalisation pour ramener sa tension artérielle à la normale.

Les malades des observations XXVIII, XLVII, XLVIII, étaient atteints d'insuffisance et de rétrécissement aortique et il fallut respectivement, pour que leur tension artérielle atteignît la normale, 11 séances, 13 séances et 19 séances.

Enfin les malades des observations LI, LII, LIII, étaient atteints d'hémiplégie, et il fallut 12, 12 et 9 séances pour que leur tension artérielle fût ramenée à la normale.

Les lésions organiques pourraient donc, comme les régimes insuffisamment sévères, augmenter la durée du traitement.

Nous venons de faire remarquer toute l'importance du régime alimentaire, si bien mis en lumière par le Dr Huchard.

Le Dr Gidon de Caen a rapporté les résultats qu'il avait obtenus par la d'Arsonvalisation chez 5 malades atteints d'hypertension artérielle, *non soumis au régime alimentaire.*

Dans un cas l'abaissement a été obtenu en 8 séances ; la tension de 24 cm. a été ramenée à 16 cm., et, sous l'influence du traitement le malade a vu son appétit augmenter.

Dans un 2e cas, la tension de 25 a été ramenée à 15,5, en 11 séances.

Dans le 3e cas, la tension de 24 a été ramenée à 16, en 16 séances.

Enfin dans les deux autres cas, 14 séances n'ont amené respectivement les tensions de 27 et 25 qu'à 18 et 19, et encore faut-il considérer ces chiffres comme non stables.

Ces faits confirment ce que nous disions plus haut. Dans ces cas, la longueur du traitement doit être attribuée en partie au régime alimentaire. Ils apportent toutefois cette notion intéressante, surtout au point de vue pratique, que dans certains cas on peut fort bien se passer du régime, quitte à prolonger un peu la durée du traitement.

Un *régime alimentaire défectueux*, des *lésions organiques* sont donc les deux principales causes qui peuvent apporter un retard dans l'abaissement de la tension artérielle. Il nous faut en signaler de suite une troisième : *la constipation habituelle*.

Nous venons de voir l'action énergique de la d'Arsonvalisation, la rapidité des résultats obtenus, les causes qui pouvaient modérer cette rapidité. Un point intéressant doit nous arrêter maintenant : *A quel moment de l'application du traitement se produit cet abaissement de la tension artérielle ?*

« L'action de la d'Arsonvalisation est très rapide ; de nos recherches il résulte qu'elle s'exerce dans les premières minutes de la séance ; dans les cas que nous avons observés, cette action a toujours été complète au bout de cinq minutes, et même, en général, au bout de deux ou trois minutes, et nous n'avons jamais obtenu un abaissement plus grand en prolongeant la séance » (Moutier).

Ces faits d'observation clinique que nous avons pu constater par nous-même, à savoir que : en quelques minutes la d'Arsonvalisation produit *tout son effet*, et qu'une seconde application de cinq minutes par exemple, une troisième même (1), n'amenaient pas une nouvelle baisse de la pression, nous ont incité, sur les

(1) Nous ne parlons ici que des applications renouvelées d'un même mode de d'Arsonvalisation, cage ou chaise ; nous verrons plus loin qu'il n'en est pas de même si l'on change de mode d'application.

conseils du Dr Moutier, à faire quelques recherches sphygmographiques sur ce point.

En même temps ces recherches devaient nous montrer les modifications sphygmographiques apportées par cet abaissement rapide de la pression.

On sait, bien que de nombreux auteurs semblent l'ignorer dans leurs publications, que l'on ne peut comparer 2 tracés pris sur le même point d'une même artère d'un patient, si l'on a dérangé l'instrument transmetteur de sa première application.

Vu la rapidité d'action de la d'Arsonvalisation, nous avons pu employer un dispositif simple nous donnant des résultats d'où nous pensons avoir exclu cette cause d'erreur.

Nous placions dans la cage un malade, après lui avoir pris sa tension artérielle. Entre deux spires de la cage, nous lui faisions passer le bras qui venait reposer sur une table placée à côté. Nous assujettissions un sphygmographe à transmission et le mettions en communication avec un tambour à levier (1). Le style venait inscrire le tracé du pouls sur un grand cylindre enregistreur. Après avoir pris le tracé au repos pendant 1 ou 2 minutes, nous faisions passer le courant, sans interrompre l'inscription. Au bout de 5 à 6 minutes le courant était interrompu. L'expérience était terminée, inscrite à toutes ses phases.

Dans les tracés que nous publions, on peut remarquer les modifications qu'a entraînées l'abaissement de la tension artérielle. Nous avons inscrit vis-à-vis de chaque tracé la valeur de la tension artérielle, car on ne saurait les lire sans tenir compte de cette valeur qui doit servir de terme de comparaison.

On peut voir que la forme du tracé est améliorée d'une façon générale: les crochets sont plus nets, plus marqués.

On n'observe pas de différence notable dans l'amplitude, car,

(1) Nous ne saurions trop remercier ici M. Charles Verdin, qui avec la plus grande bienveillance, nous a donné ses conseils, et a mis à notre disposition tous les instruments nécessaires.

si l'abaissement de la tension produit une augmentation de l'élasticité de la paroi artérielle, — élasticité plus grande qui devrait entraîner en même temps une augmentation de l'amplitude, — il produit aussi une diminution de la force propulsive de l'ondée sanguine sur le bras de levier, — et cette propulsion moindre devrait normalement entraîner une diminution de l'amplitude.

Enfin la ligne d'ascension est légèrement plus oblique après l'abaissement qu'avant, indiquant ainsi une brusquerie moins considérable du pouls.

Que devient la pression artérielle dans les jours qui suivent une séance ?

Après la première séance, la seule qui permette de constater des abaissements vraiment considérables (1), la pression peut se comporter selon trois modes : soit rester au chiffre obtenu ; soit continuer à descendre sans nouvelle séance ; soit remonter légèrement. (Il en est de même après les séances ultérieures.) Ces légères variations de pression ne se produisent pas dans les heures qui suivent la séance, mais s'observent généralement le lendemain.

La lecture de nos observations montrera que les tensions artérielles de la plupart de nos malades ont continué à descendre, bien que légèrement, à la suite des séances d'électrisation. Nous devons revenir de nouveau sur le mode d'alimentation de ces malades, qui explique dans une certaine mesure la continuité des effets ; car, dans la plupart des cas publiés par les divers auteurs, cas qui se rapportaient à des malades de ville, la tension artérielle remontait légèrement d'une séance à la suivante.

Quelle est la constance de cette action ?

Quelle est sa durée ?

« Nous avons toujours réussi à ramener la pression artérielle

(1) Voir les courbes.

à la normale, et celle-ci semble y rester après plusieurs semaines » (Moutier).

Toujours, tel est le mot qui, à l'heure actuelle, semble résumer la constance de cette action. Nous avons cherché des cas d'hypertension qui résistent à cette méthode, nous n'en avons pas trouvés. *L'avenir peut être en apportera*. Parfois, si nous n'avons pas obtenu le résultat cherché, c'était, soit *faute de technique*, soit *faute d'appareillage*, et, en nous plaçant dans les conditions voulues, décrites au chapitre II, nous obtenions l'abaissement qui la première fois ne s'était pas produit.

La tension artérielle de nos malades a toujours été prise à la même heure, entre 1 h. et 4 h. de l'après-midi, avant comme après le traitement.

Nous avons pu constater ainsi que l'hypertension chez eux *se maintenait d'une façon permanente avant le traitement;* et lorsqu'après celui-ci, à des reprises diverses, rares chez les uns, assez fréquentes chez les autres, nous avons à nouveau repris leur tension, nous l'avons toujours trouvée à la normale.

C'est ainsi que nous avons retrouvé à la normale la tension artérielle de trois de nos malades traités 10 mois auparavant, de douze de nos malades traités 9 mois auparavant, de cinq de nos malades traités 8 mois auparavant. Les autres malades avaient été traités depuis moins longtemps, de 7 à 2 mois ; mais chez tous ceux que nous avons revus (tous étaient restés au régime de la maison) la tension artérielle était à la normale.

L'action de la d'Arsonvalisation est donc *durable*. La tension artérielle reste à la normale pendant des semaines, des mois, « trois, quatre et même cinq ans après la cessation du traitement » (Moutier) (1).

(1) Sur la durée de l'abaissement de la pression artérielle à la suite du traitement de l'hypertension permanente par la d'Arsonvalisation.

Cependant chez quelques malades on observe des relèvements de la tension artérielle : c'est qu'il s'agit alors de malades lésionnels ; ou bien, on trouve toujours une des causes suivantes : une maladie intercurrente, de la constipation habituelle, des écarts de régime alimentaire.

Cette action durable ne s'observe donc que chez les malades qui suivent un *régime convenable*. Un écart de régime petit, mais qui se renouvelle tous les jours, est même plus à redouter qu'un écart bien plus considérable mais accidentel.

On voit de quelle importance est le régime alimentaire dans le traitement de l'hypertension artérielle permanente par la d'Arsonvalisation, aussi bien au point de vue de la rapidité du traitement que de la durée de ses résultats.

Les travaux du Dr Huchard avaient d'ailleurs fait connaître cette valeur thérapeutique, puisqu'à lui seul le régime alimentaire parvient assez souvent à ramener à la normale une tension élevée.

Des abaissements de tension aussi considérables et aussi rapides ne peuvent-ils déterminer des accidents ?

L'abaissement de la tension artérielle produit par la d'Arsonvalisation est primitif et ne succède pas comme dans d'autres traitements à une phase prémonitoire où la tension s'élève. Du reste les tracés que nous avons obtenus à l'aide du sphygmographe nous ont démontré que le pouls continuait à être régulier.

En clinique jamais un accident, même minime, n'a été noté ; jamais les malades n'ont présenté le moindre trouble immédiat ou consécutif. Et cependant parmi les 50 observations dont nous avons parlé, 45 avaient trait à des vieillards ; soit :

4 octogénaires.
26 septuagénaires.
15 sexagénaires.

Les seuls phénomènes morbides que l'on puisse observer après une séance, au début du traitement, sont parfois quelques symptômes d'embarras gastrique qui cèdent à une légère purgation.

Tels sont les effets thérapeutiques généraux obtenus par la d'Arsonvalisation dans l'hypertension artérielle permanente.

Les effets thérapeutiques obtenus dans l'emploi des courants à haute fréquence par la cage autoconductrice et par le lit condensateur, ne sont pas équivalents lors du traitement de l'hypertension artérielle.

Le Dr Moutier et nous-même avons fait ressortir ce point dans deux communications à l'Académie des Sciences de février 1905.

En général l'abaissement que l'on obtient est moins considérable lorsqu'on soumet les malades à l'action du lit condensateur, que lorsqu'on les soumet à l'action du solénoïde.

Tandis qu'avec le solénoïde on observe dans la première séance d'électrisation des abaissements de 5, 6, 7 et même 9 cm. de mercure, dans l'analyse de 17 cas traités par la condensation, nous n'avons jamais noté un abaissement supérieur à 6 cm. 5 de mercure.

Pour démontrer cette différence d'action dans l'emploi de la cage ou du lit, d'une façon plus évidente, nous avons fait deux séries d'expériences comparatives, dont le résultat fut publié dans les communications citées plus haut, et dont nous rapportons ici quelques observations.

Après une séance de lit condensateur on n'obtient pas de nouvel abaissement si l'on soumet immédiatement le malade à une nouvelle séance de condensation. Nous avons fait la même remarque pour la cage autoconductrice.

Dans la première série d'expériences nous avons soumis un certain nombre de malades, chez lesquels nous venions d'obtenir un abaissement de la tension artérielle par le lit condensateur, à l'action immédiate du solénoïde autoconducteur et nous avons alors, dans presque tous les cas, obtenu un nouvel abaissement de la tension artérielle variant de 0 cm. 5 de Hg. à 3 cm. 5 de Hg.

Nous publions plus loin sept observations où nous avons observé ce fait et dont nous consignons les résultats dans le tableau suivant :

Observat.	Tension artérielle. avant	après	Abaissement obtenu par	Tension artérielle après	Nouvel abais. obtenu par	Abais. Total
	l'action du lit condensateur			l'action du solénoïde		
XXVI	29	25,5	3,5	22	3,5	7
XXVII	24	22	2	20	2	4
XXVIII	23	20	3	18	2	5
XXIX	24	19	5	17,5	1,5	6,5
XXX	22	17,5	4,5	17	0,5	5
XXXI	20	18	2	17,5	0,5	2,5
XXXII	20	17	3	17	0	3

Le premier de ces malades durant cinq séances consécutives a subi une double application de haute fréquence, et toujours la seconde, celle de solénoïde, a déterminé un nouvel abaissement de la tension artérielle.

La deuxième série d'expériences fut faite de façon inverse ; c'est-à-dire qu'après une application de cage autoconductrice, nous avons soumis les malades à l'action immédiate du lit condensateur. Dans tous les cas nous avons obtenu un relèvement de la tension artérielle. Une troisième application, de solénoïde cette fois, ramenait la tension au degré obtenu lors de la première application et quelquefois même à un degré légèrement inférieur.

Nous rapportons plus loin six observations où nous avons observé ces faits ; nous en consignons les résultats dans le tableau suivant :

Observat.	TENSION ARTÉRIELLE — Avant toute intervention	Après la 1re séance de cage autoconductrice	Après la séance de lit condensateur	Après la 2e séance de cage autoconductrice	Abais. total obtenu
LVI	23	17	20,5	16,5	6,5
XXXIII	22	16,5	19	16,5	5,5
XXXIV	19,5	17	19	16	3,5
XXXV	21	17	19	16,5	4,5
XXXVI	21	17	19,5	17	4
XXXVII	21	17	19	17	4

Ce même résultat a été observé à trois reprises chez le malade de l'obs. XXXIII et à deux reprises chez le malade de l'observ. XXXIV.

Ces faits concourent à démontrer que l'action du lit condensateur n'est pas équivalente à celle de la cage autoconductrice, et qu'il est préférable d'employer cette dernière dans le traitement de l'hypertension artérielle.

OBSERVATIONS

Des observations que nous publions ici certaines sont inédites. Les autres ont été publiées par le Dr Moutier et nous-même au Congrès de Médecine de 1904. Nous en rapportons la plupart en les complétant, laissant de côté celles concernant des malades que nous n'avons pu suivre.

Obs. I

MM. Moutier et Challamel (*obs.* 1)

A... Jean, treillageur, 78 ans.

Entré à la maison départementale le 21 juillet 1903.

Régime de la 4e section (1).

Cage autoconductrice.

6 juillet,	1re séance,	la tension artérielle de	**22**	descend	à	17,5
8	—	2e séance,	—	17,5	—	16
22	—	3e séance,	—	17	—	15,5
23	—	4e séance,	—	16,5	—	15

La tension artérielle reste à 15, ainsi que nous le constatons à diverses reprises : les 27 juillet, 9 août, 5 octobre, 18 novembre, 3 et 10 avril, 1 et 10 mai.

(1) Ce régime est ainsi composé :
à 8 h. du matin : café.
à 11 h. — vin. 200 gr., 1 plat de viande, 1 plat de légumes.
à 5 h. du soir : soupe ou fromage.

Obs. II.

MM. MOUTIER ET CHALLAMEL (*obs.* 2).

C... Théodore, charcutier, 79 ans.

Entré à la maison départementale le 4 septembre 1900.

Depuis 2 ans est plus souvent au régime lacté qu'au régime de la 4e section.

Cage autoconductrice.

6 juillet, 1re séance, la tension artérielle de **21** descend à 17,5.

8	—	2e séance,	—	17,5 —	16
22	—	3e séance,	—	17 —	15,5

9 août. Nous constatons que la tension artérielle est tombée sans nouvelle séance à 15.

Elle reste à ce chiffre ainsi que nous le constatons les 5 octobre et 26 avril.

Obs. III

MM. MOUTIER ET CHALLAMEL (*obs.* 3).

G... Jean-Louis, charretier, 74 ans.

Entré à la maison départementale le 22 septembre 1903.

Régime de la 4e section.

Cage autoconductrice.

6 juillet, 1re séance, la tension artérielle de **20** descend à 17.

8	—	2e séance,	—	15,5 —	15,5

La tension artérielle reste à 15,5 ainsi que nous le constatons les 18 août et 5 octobre. Nous la trouvons à 15 les 12 et 17 avril.

Obs. IV

MM. MOUTIER ET CHALLAMEL (*obs.* 4).

P... Pierre, maçon, 78 ans.

Entré à la maison départementale le 8 novembre 1898.

Régime de la 4e section.

Cage autoconductrice.

6 juillet, 1re séance, la tension artérielle de **21** descend à 18.

8	—	2e séance	—	18 —	16.
22	—	3e séance	—	17 —	15,5
25	—	4e séance	—	15,5 —	15,5

27 juillet. Nous constatons que la tension artérielle est tombée à 15 ; elle est encore à ce chiffre le 5 septembre ; nous la trouvons à 15,5 le 17 avril.

Obs. V

MM. Moutier et Challamel (*obs.* 8).

C... Joseph, facteur d'harmoniums, 73 ans.

Entré à la maison départementale le 5 février 1902.

Régime de la 4e section.

Cage autoconductrice.

22 juillet, 1re séance, la tension artérielle de 20 descend à 17.

25 juillet. Nous constatons que la tension artérielle est tombée à 15 sans nouvelle séance. Elle reste à ce chiffre ainsi que nous l'observons : les 27 juillet, 18 août, 5 et 19 octobre, 17 avril.

Obs. VI

MM. Moutier et Challamel (*obs.* 11).

R... Michel, jardinier, 71 ans.

Entré à la maison départementale le 15 août 1903.

Régime de la 4e section.

Cage autoconductrice.

22 juillet, 1re séance, la tension artérielle de 21 descend à 16.

25	—	2e séance	—	16,5	—	15,5
27	—	3e séance	—	17	—	15

La tension artérielle reste à 15 ainsi que nous le constatons les 18 août, 18 octobre.

Obs. VII.

MM. Moutier et Challamel (*obs.* 12).

F... Frédéric, employé de chemin de fer, 76 ans.

Entré à la maison départementale le 7 août 1897.

Régime de la 4e section.

Ce malade présentait de l'emphysème avec dyspnée d'effort assez marquée. A la suite du traitement, la dyspnée a diminué d'une façon nette.

Cage autoconductrice.

22 juillet, 1re séance, la tension artérielle de 21 descend à 17.

27 juillet. Nous constatons que la tension artérielle est tombée sans nouvelle séance à 15.

Elle reste à ce chiffre ainsi que nous l'observons à diverses reprises : les 9, 16, 23, 30 septembre, 7 octobre, 21 novembre, 23 décembre. Elle est à 15,5 les 17 février et 24 avril.

Obs. VIII.

MM. Moutier et Challamel (*obs.* 14).

B... Édouard, représentant de commerce, 73 ans.

Entré à la maison départementale le 14 mai 1903.

Régime de la 4e section.

Parmi ses antécédents héréditaires on note que le père, un frère et une sœur sont morts subitement.

Cage autoconductrice.

24 août, 1re séance, la tension artérielle de 20 descend à 15,5.

26 août. Nous constatons que la tension artérielle est tombée à 15.

Elle reste à ce chiffre, ainsi que nous l'observons à plusieurs reprises : les 29, 31 août, 5, 12, 16 septembre, 17 avril.

Obs. IX.

MM. Moutier et Challamel (*obs.* 18).

M..., rebatteur de meules, 80 ans.

Entré à la maison départementale le 14 mai 1903.

Régime de la 4e section.

Cage autoconductrice.

24 août,	1re séance,	la tension artérielle de	21	descend à	17.
26 —	2e séance	—	18,5	—	17
29 —	3e séance	—	16	—	15

La tension artérielle reste à 15 ainsi que nous l'observons à diverses reprises : les 31 août, 5, 9 septembre, 8, 12 avril, 8, 15, 17 mai.

Obs. X.

MM. Moutier et Challamel (*obs.* 19).

B... Louis, chauffeur, 73 ans.

Entré à la maison départementale le 14 janvier 1903.

Régime de la 4e section.

Cage autoconductrice.

26 août, 1re séance, la tension artérielle de **20** descend à **16.**

29 août. Nous constatons que la tension artérielle est tombée à 15.

Elle reste à ce chiffre ainsi que nous l'observons à diverses reprises : les 31 août, 5, 7, 12, 16, 19 septembre, 17 avril.

Obs. XI

MM. Moutier et Challamel (*obs.* 20).

R... Hippolyte, charron, 80 ans.

Entré à la maison départementale le 13 décembre 1903.

Régime de la 4e section.

Cage autoconductrice.

26 août, 1re séance, la tension artérielle de **21,5** descend à 17.

29 août. Nous constatons que la tension artérielle est tombée sans nouvelle séance à 15.

Elle reste à ce chiffre, ainsi que nous l'observons à diverses reprises : les 31 août, 5, 12, 16, 19 septembre, 17 février, 16 avril.

Obs. XII.

MM. Moutier et Challamel (*obs.* 22).

C... François, ouvrier, 77 ans.

Entré à la maison départementale le 30 mars 1894.

Régime lacté depuis 10 ans.

Cage autoconductrice.

31 août, 1re séance, la tension artérielle de **18** descend à 15.

La tension artérielle reste à 15, ainsi que nous le constatons à diverses reprises, les 2, 5, 9, 16. 22, 30 septembre, 5 octobre, 7, 18 novembre, 2, 23 décembre, 10 février, 14 avril.

Obs. XIII

MM. Moutier et Challamel (*obs.* 22).

C... Eugène, teinturier, 75 ans.

Entré à la maison départementale le 4 juin 1903.

Régime de la 4e section.

Cage autoconductrice.

31 août, 1re séance, la tension artérielle de **22** descend à 15.

La tension artérielle reste à 15, ainsi que nous le constatons à diverses reprises : les 2, 5, 12, 19, 26 septembre, 17 octobre, 26 avril.

Obs. XIV

MM. Moutier et Challamel (*obs.* 27).

B... François, cocher, 67 ans.

Entré à la maison départementale le 17 octobre 1901.

Régime de la 4e section.

Il y a lieu de remarquer que ce malade est atteint de tabès, période ataxique, qui semble stationnaire.

Cage autoconductrice

7 septembre,	1re séance, la tension artérielle de		**26** descend à		19,5.
9	—	2e séance	—	19	—	17
12	—	3e séance	—	16,5	—	16,5
14	—	4e séance	—	16,5	—	15,5
16	—	5e séance	—	16,5	—	15
19	—	6e séance	—	16	—	15,5
23	—	7e séance	—	15,5	—	15
26	—	8e séance	—	15	—	15
28	—	9e séance	—	16	—	15

Nous avons continué à électriser ce malade les deux dernières séances, bien que sa tension artérielle fût descendue à 15.

La tension reste à 15, ainsi que nous le constatons : les 30 septembre, 3, 5, 7, 21 octobre, 4, 18, 25 novembre.

Elle est de : 16 le 26 avril.
— 15,5 le 3 mai.
— 15 le 10 mai.
— 16,5 le 15 mai.

Obs. XV

MM. Moutier et Challamel (*obs.* 28).

C...... Henri, emballeur, 78 ans.

Entré à la maison départementale le 12 novembre 1903.

Régime de la 4e section.

Cage autoconductrice.

7 septembre. 1re séance, la tension artérielle de 21 descend à 15,5.

9 septembre. Nous constatons que la tension artérielle est tombée à 15.

Elle reste à ce chiffre, ainsi que nous l'observons à diverses reprises : les 12, 16, 23, 30 septembre, 5 octobre, 7 novembre, 17 avril, 15 mai.

Obs. XVI

MM. Moutier et Challamel (*obs.* 33).

G...... Charles, imprimeur, 75 ans.

Entré à la maison départementale le 3 mars 1903.

Régime de la 4e section.

Cage autoconductrice.

9 septembre. 1re séance, la tension artérielle de **19** descend à 15,5.

12 septembre. Nous constatons que la tension artérielle est tombée à 15.

Elle reste à ce chiffre, ainsi que nous l'observons les 14, 16 septembre, 21octobre, 12 avril.

Obs. XVII

MM. Moutier et Challamel (*obs.* 37).

T... Eugène, cartonnier, 65 ans.

Entré à la maison départementale le 5 septembre 1904.

Régime de la 3e section (1).

Il y a lieu de signaler chez ce malade une hémiplégie droite légère datant de 3 mois.

Cage autoconductrice.

28 septembre, 1re séance, la tension artérielle de **19** descend à 15,5.

30 septembre. Nous constatons que la tension artérielle est tombée à 15.

Elle reste à ce chiffre, ainsi que nous l'observons les 3, 21 octobre, 15 décembre.

Obs. XVIII

MM. Moutier et Challamel (*obs.* 35).

V... Joseph, vacher, 78 ans.

Entré à la maison départementale le 30 juillet 1903.

(1) Ce régime est ainsi composé :

à 8 h. du matin :	café.
à 11 h. —	vin 200 gr., 1 plat de légume.
	(3 fois par semaine viande).
à 5 h. du soir	soupe, ou macaroni, ou fromage.

Depuis son entrée plus souvent au régime lacté qu'au régime de la 4e section.

Cage autoconductrice.

9 septembre, 1re séance, la tension artérielle de **20** descend à 15.

La tension artérielle reste à 15, ainsi que nous le constatons les 12 septembre, 5 octobre, 12 avril.

Obs. XIX

Inédite.

B... Charles, maçon, 66 ans.

Entré à la maison départementale le 19 avril 1904.

Régime de la 3e section.

Cage autoconductrice.

15 mars, 1re séance, la tension artérielle de **19** descend à 15,5.

17 mars. La tension artérielle est descendue à 15 sans nouvelle séance. Elle reste à ce chiffre ainsi que nous le constatons les 22, 31 mars, 10 mai.

Obs. XX

Inédite.

B... Jean, journalier, 71 ans.

Entré à la maison départementale le 9 janvier 1903.

Régime de la 4e section.

Cage autoconductrice.

6 juillet, 1re séance, la tension artérielle de **23** descend à 18.

8	—	2e séance	—	17	—	15,5.
22	—	3e séance	—	15,5	—	15
27	—	4e séance	—	16	—	15

Elle reste à ce chiffre ainsi que nous le constatons : les 8 août, 2, 4 et 9 novembre, 10 décembre.

Obs. XXI

Inédite.

Q... Emile, typographe, 48 ans.

Entré à la maison départementale le 30 mars 1904.

A l'infirmerie du 28 février au 6 mars.

Régime de la 3e section, à l'infirmerie régime lacté.

Cage autoconductrice.

28 février, 1re séance, la tension artérielle de **25** descend à 19.
1er mars, 2e séance — 18,5 — 16,5

Sous l'influence du régime de l'infirmerie la tension artérielle tombe et reste à 15 jusqu'au 13 mars où elle remonte à 17.

16 mars, 3e séance, la tension artérielle de 17,5 descend à 15,5.
17 — 4e séance — 17 — 15

La tension artérielle se maintient à 16, ainsi que nous le constatons : les 20 mars, 17 avril.

Obs. XXII

MM. Moutier et Challamel (*obs.* 6).

A .. Louis, ouvrier dans les produits chimiques, 78 ans.
Entré à la maison départementale le 28 juillet 1897.
Régime de la 4e section.

Applications de lit condensateur.

22 juillet, 1re séance, la tension artérielle de **22** descend à 16,5.
25 — 2e séance — 16 — 15

La tension artérielle reste à 15, ainsi que nous le constatons à diverses reprises : les 27 juillet, 18 août, 5 octobre et 12 avril.

Obs. XXIII

MM. Moutier et Challamel (*obs.* 29).

D... Charles, papetier, 69 ans.
Entré à la maison départementale le 13 juillet 1901.
Régime de la 4e section.

Lit condensateur.

7 septembre, 1re séance, la tension artérielle de **23** descend à 16.5.
9 — 2e séance — 17 — 16

12 septembre. Nous constatons que la tension artérielle est tombée sans nouvelle séance à 15.

Elle reste à ce chiffre, ainsi que nous l'observons, les 12, 14, 19, 26 septembre. Nous la trouvons à 16 le 26 avril.

Obs. XXIV

MM. Moutier et Challamel (*obs.* 24).

J.-P..., terrassier, 72 ans.

Entré à la maison départementale le 26 décembre 1899.

Régime de la 4e section.

Lit condensateur.

31 août, 1re séance, la tension artérielle de 18 descend à 15.

La tension artérielle reste à 15, ainsi que nous le constatons à diverses reprises : les 2, 5, 12, 19, 26 septembre, 7, 21 novembre, 5 décembre, 17 avril.

Obs. XXV.

Inédite.

B... Jean, carrier, 65 ans.

Entré à la maison départementale le 14 janvier 1904.

Régime de la 3e section.

Ce malade présente un rétrécissement mitral typique et une insuffisance aortique.

Lit condensateur.

4 novembre, 1re séance, la tension artérielle de 19 descend à 15,5.
7 — 2e séance, — 15.5 — 15
11 — 3e séance, — 15 reste à 15

La tension artérielle reste à 15, ainsi que nous le constatons : les 23 novembre, 20 mai.

Obs. XXVI.

MM. Moutier et Challamel (*obs.* 13).

B..., menuisier, 62 ans.

Entré à la maison départementale le 1er décembre 1900.

Régime de la 4e section.

Ce malade a subi le plus souvent une double application de d'Arsonvalisation : l'une de condensation, l'autre d'autoconduction.

				lit condensateur		autoconduction.
24 août,	1re séance,	la t. a. de	29	descend à	25,5	puis à 22.
26 —	2e	—	23	—	20,5	— 18,5
29 —	3e	—	19	—	18	— 17,5
31 —	4e	—	18	—	18	— 16
2 septbre	5e	—	17,5	—	17,5	— 15
5 —	6e	—	18	—	—	— 15,5
7 —	7e	—	17	—	—	— 15,5
9 —	8e	—	16,5	—	16	— —
12 —	9e	—	16,5	—	—	— 16,5
14 —	10e	—	17	—	—	— 16
16 —	11e	—	17,5	—	17	— 17
19 —	12e	—	16	—	—	— 16
23 —	13e	—	15,5	—	—	— 15,5
26 —	14e	—	15,5	—	—	— 15
28 —	15e	—	15,5	—	—	— 15,5
3 octob.,	16e	—	16	—	—	— 15

La tension artérielle reste à 15, ainsi que nous le constatons : les 5, 7, 12 octobre, puis remonte à 16 : les 7, 21 novembre, 5 décembre, 24 février, 1er mars, puis revient à 15 : les 15 mars, 3 et 15 mai.

Obs. XXVII

MM. Moutier et Challamel (*obs.* 15).

C... Édouard, journalier, 74 ans.

Entré à la maison départementale le 21 avril 1896.

Régime lacté depuis 14 mois.

Ce malade présente une double lésion à l'orifice aortique ; le rétrécissement prédomine.

Applications de lit condensateur.

24 août,	1re séance,	la tension artérielle de	24	descend à	22.
		après 5 minutes de cage		—	20
26 —	2e séance,	la tension artérielle de	19	—	17,5
29 —	3e séance	—	17	—	17
		après 5 minutes de cage		—	15,5
31 —	4e séance,	la tension artérielle de	16,5	—	15,5
2 septembre,	5e séance	—	15,5	—	15
5 —	6e séance	—	16	—	15,5
7 —	7e séance	—	16	—	16

9 septembre,	8e séance,	la tension artérielle de	16	descend à	15,5
12 —	9e séance	—	17	—	15,5
14 —	10e séance	—	17	—	16,5
16 —	11e séance	—	17	—	15,5

19 septembre. Nous constatons que la tension artérielle est tombée à 15. Elle reste à ce chiffre ainsi que nous l'observons : les 26 septembre, 3 octobre, 4, 21 novembre, 5, 19 décembre, 16 janvier. Nous la trouvons :

à 16 les : 13 février, 31 mars.
à 15 les : 17 avril, 1er mai.
à 15 les : 15 mai, 22 mai.

Obs. XXVIII

MM. Moutier et Challamel (*obs.* 7).

B... Jean, mégissier, 73 ans.

Entré à la maison départementale le 4 juillet 1899.

Régime de la 4e section.

Lit condensateur.

22 juillet,	1re séance,	la tension artérielle de 23	descend à	20
		après 5 minutes de cage	—	18
25 —	2e séance,	la tension artérielle de 18,5	—	15

27 juillet. La tension artérielle est à 15,5. Nous constatons que la tension est à 16 les 18 août et 14 octobre.

Elle est à 15 le 5 mai.

Obs. XXIX

MM. Moutier et Challamel (*obs.* 16).

G... Vincent, cordonnier, 66 ans.

Entré à la maison départementale le 5 novembre 1889.

Régime de la 4e section.

Il y a lieu de signaler chez ce malade une hémiplégie droite survenue à 50 ans.

Lit condensateur.

24 août,	1re séance,	la tension artérielle de 24	descend à	19
		après 5 minutes de cage	—	17,5
26 —	2e séance,	la tension artérielle de 18	—	16
29 —	3e séance,	— 16,5	—	16,5
		après 5 minutes de cage	—	15
31 —	4e séance,	la tension artérielle de 15,5	—	15

La tension artérielle reste à 15, ainsi que nous le constatons à diverses reprises : les 2, 5, 12, 16, 22, 30 septembre, 7, 17 octobre, 18 novembre, 2 décembre, 3 février, 31 mars, 17 avril.

Obs. XXX

MM. Moutier et Challamel (*obs.* 17).

M... Joseph, menuisier, 72 ans.

Entré à la maison départementale le 25 juillet 1901.

Régime lacté depuis 18 mois.

Lit condensateur.

24 août, 1re séance, la tension artérielle de **22** descend à 17,5.
après 5 minutes de cage — 17
26 — 2e séance, la tension artérielle de 17,5 — 17

29 août. Nous constatons que la pression artérielle est tombée sans nouvelle séance à 15.

Elle reste à ce chiffre, ainsi que nous le constatons à diverses reprises : les 31 août, 5, 9, 12, 16, 23, 30 septembre.

Son état de santé devient suffisamment bon pour lui permettre de se remettre au régime ordinaire en février. Le 12 avril sa tension est de 15,5.

Obs. XXXI

MM. Moutier et Challamel (*obs.* 30).

D... Désiré, charretier, 79 ans.

Entré à la maison départementale le 18 août 1896.

Régime de la 4e section.

Lit condensateur.

7 septembre, 1re séance, la tension artérielle de **20** descend à 18
après 5 minutes de cage — 17,5
9 — 2e séance, la tension artérielle de 17 — 15

La tension artérielle reste à 15, ainsi que nous le constatons à diverses reprises : les 12, 14, 16, 23, 30 septembre, 7, 17 octobre, 18 novembre, 2 décembre. Elle est à 16 le 12 avril.

Obs. XXXII

MM. Moutier et Challamel (*obs.* 31).

L... Chrysostôme, serrurier, 78 ans.

Entré à la maison départementale le 15 novembre 1903.

Régime de la 4e section.

Lit condensateur.

7 septembre,		1re séance, la tension artérielle de	**20**	descend à	17
		après 5 minutes de cage reste à			17
9	—	2e séance, la tension artérielle de	16	descend à	15
12	—	3e séance —	17,5	—	15
14	—	4e séance —	16	—	15,5
16	—	5e séance —	16	—	15
19	—	6e séance —	16	—	15

La tension artérielle reste à 15, ainsi que nous le constatons le 19 octobre.

Obs. XXXIII

MM. Moutier et Challamel

L...... Edouard, droguiste, 52 ans.
Entré à la maison départementale le 24 août 1903.
Régime de la 3e section.

			tension art. avant	cage	lit	cage
16 décembre,		1re séance	**22**	16,5	19	16,5
19	—	2e séance	19	16	18	16
21	—	3e séance	17	15	17	15
23	—	4e séance autoconduction la t. a. de			16 descend à	15
28	—	5e séance	—	—	18 —	16,5
30	—	6e séance	—	—	17 —	15,5

Obs. XXXIV.

MM. Moutier et Challamel

P... Louis, boulanger, 48 ans.
Entré à la maison départementale le 1er octobre 1904.
Régime de la 3e section.

Le 1er juillet 1904, ce malade fut atteint d'hémorragie cérébrale, qui laisse à sa suite une hémiplégie gauche avec contracture, avec tous ses signes, et un léger embarras de la parole.

16 décembre, 1re séance,	autoconduction, la t. a. de 19,5	descend à 17
—	lit condensateur,	—	remonte à 19
—	autoconduction	—	redescend à 16
19 — 2e séance,	autoconduction, la t. a. de 18	descend à 16,5
—	lit condensateur	—	remonte à 17,5
—	autoconduction	—	redescend à 16

Sans nouvelle séance, la tension artérielle descend à 15 et se maintient à ce chiffre, ainsi que nous le constatons : les 21, 23, 28 décembre ; 11, 20, 22 janvier, 12, 15 mai.

A cette dernière date, le malade qui, jusqu'alors, n'avait présenté aucune modification de son état, nous rapporte qu'il peut dans son lit remuer la main paralysée, ce qu'il ne faisait pas auparavant ; il présente également une amélioration dans la marche qui se fait plus aisément. Les symptômes physiques semblent n'avoir subi aucune modification.

Obs. XXXV

MM. Moutier et Challamel

T... Amédée, forgeron, 63 ans.

Entré à la maison départementale le 13 décembre 1904.

Régime de la 3e section.

Ce malade s'est adressé à nous se plaignant d'oppression, conséquence d'un emphysème pulmonaire.

22 février,	1re séance,	autoconduction, la t. a. de		21	descend à	17.
		lit condensateur			remonte à	19
		autoconduction			redescend à	16,5
24 février,	2e séance,	autoconduction, la t. a. de		16	descend à	15
27 —	3e séance	—	—	16	—	15,5
1er mars,	4e séance	—	—	16	—	15,5
3 —	5e séance	—	—	16	—	15
6 —	6e séance	—	—	15,5	—	15

La tension artérielle se maintient à 16, ainsi que nous le constatons : les 27, 29 mars.

Dès la 3e séance le malade voyait son oppression diminuer.

L'amélioration allait en augmentant et, à la 6e séance, le malade se trouvait dans un état très satisfaisant.

Obs. XXXVI.

MM. MOUTIER ET CHALLAMEL.

R... Louis, tourneur en cuivre, 47 ans.

Entré à la maison départementale le 18 juillet 1902.

Régime de la 3e section.

Il faut signaler chez ce malade la syphilis contractée à 25 ans, et une hémiplégie droite survenue à 32 ans.

7 novembre, 1re séance	autoconduction,	la t. a.	de 21	descend	à	17.
	lit condensateur,	—		remonte	à	19,5
	autoconduction,	—		redescend	à	17
9 novembre, 2e séance,	lit condensateur,	la t. a.	de 16	descend	à	15
11 — 3e séance,	—	—	17,5	—		15,5
14 — 4e séance,	—	—	16	—		15
16 — 5e séance,	—	—	16	—		15

La tension artérielle reste à 15, ainsi que nous le constatons : les 18, 23 novembre, 20 janvier, 15, 17 mars.

Obs. XXXVII.

MM. MOUTIER ET CHALLAMEL.

D... Martin, relieur, 70 ans.

Entré à la maison départementale le 12 octobre 1901.

Régime de la 3e section.

4 novembre, 1re séance,	autoconduction,	la t. a.	de 21	descend	à	17
	lit condensateur,	—		remonte	à	19
	autoconduction,	—		redescend	à	17
7 — 2e séance,	lit condensateur,	la t. a.	de 17	reste	à	17
	autoconduction,	—		descend	à	15
11 — 3e séance,	lit condensateur,	la t. a.	de 15,5	descend	à	15

La tension artérielle reste à 15, ainsi que nous le constatons le 23 novembre.

CHAPITRE II

Abaissement de la tension artérielle au-dessous de la normale.
Déductions physiologiques.
Contre-indications à l'emploi de la d'Arsonvalisation.
Déductions au point de vue clinique.

Nous n'avons jusqu'à présent parlé que d'abaissement de tension chez des hypertendus et de tensions ramenées à la normale et y restant.

L'action de la d'Arsonvalisation se limite-t-elle donc elle-même de cette façon? N'agit-elle *plus* sur la tension de l'hypertendu ramenée à la normale, n'agit-elle *pas* sur la tension de l'homme normal?

Ou, d'une façon plus générale, existe-t-il une limite à son action hypotensive, et quelle est cette limite?

« Nous n'avons jamais observé un abaissement de pression chez des sujets ayant une pression normale ou au-dessous de la normale, » voilà ce que disait à ce sujet le Dr Moutier en 1904.

Mais de nouveaux faits observés avec nous ont fait modifier cette conclusion.

Ces nouveaux résultats semblent tenir d'abord au nombre grandissant de cas traités, puis au perfectionnement de la technique, et peut-être aussi à l'état particulier des malades.

S'il est vrai, ainsi que nous l'avons observé, que certains individus, anciens hypertendus permanents à tension ramenée à 15, ou même que certains individus à tension normale, aient pu subir jusqu'à 50 séances d'autoconduction en l'espace de 6 mois, sans que jamais leur tension artérielle baissât même de 1 cm. de Hg., il n'en va pas toujours ainsi ; et, nous avons noté des abaissements de tension à 14, 13, 12 et même 11 cm. de Hg. (1).

Ces abaissements au-dessous de la normale ont été observés chez des malades antérieurement atteints d'hypertension, dont nous avions ramené la tension artérielle à la normale, et chez lesquels nous avons cru devoir continuer le traitement pour des raisons diverses.

Ces abaissements au-dessous de la normale se sont tantôt produits rapidement, tantôt au contraire après un nombre assez considérable de séances, alors que la tension artérielle était depuis très longtemps à 15.

Lorsqu'au cours d'un traitement il nous est arrivé d'observer une de ces tensions basses, comme il n'y avait pas d'intérêt et qu'il pouvait même y avoir des inconvénients pour ces malades à avoir une tension artérielle au-dessous de la normale, nous relevions immédiatement celle-ci par l'application le long de la colonne vertébrale de courants de haute fréquence et de haute tension : voilà la raison qui fait que nous n'avons jamais observé de tension inférieure à 11.

La cause de cet abaissement, que l'on ne remarque que chez quelques malades, semble résider dans une moindre résistance de l'individu qui se traduit par la dépression physique qui accompagne cette hypotension.

Ces abaissements de la tension artérielle au-dessous de la normale que nous avons observés dans des cas d'hypertension permettent certainement de supposer qu'ils pourraient être observés en cas de tension normale.

Ils viennent confirmer les premières expériences de M. le Pr

(1) MM. Moutier et Challamel, De l'abaissement de la pression artérielle au-dessous de la normale par la d'Arsonvalisation, *Académie des Sciences*, 13 mars 1905.

d'Arsonval qui a constaté l'action hypotensive de ces courants sur des animaux ayant une pression normale.

Un fait digne de remarque doit nous arrêter un instant.

Dans toutes les observations que nous avons publiées jusqu'à ce jour, on pourrait être surpris de voir la tension artérielle descendre et rester presque toujours au même chiffre, d'une façon pour ainsi dire constante. Cette tension normale semble constituer un véritable « *cran* » dans l'échelle des diverses tensions. C'est qu'aussi, selon nous, ce chiffre représente un point important de la physiologie de l'organisme normal : *la tension que la bonne entente de tous les organes sains concourt à maintenir sans fatigue et sans souffrance.*

Un phénomène frappe, en effet, qui consiste : en la rapidité, si grande parfois, avec laquelle les tensions élevées sont ramenées à la normale par la d'Arsonvalisation ; en l'arrêt, souvent très long, persistant à cette normale alors que l'on continue les séances ; et si l'on parvient à abaisser la tension au-dessous de ce degré, en la facilité avec laquelle la tension tend à descendre, et à continuer de descendre, comme si *tout l'effort* de l'organisme s'était porté à ce chiffre.

Parfois aussi l'étape est courte, très courte, la tension d'élevée devient basse, sans presque s'arrêter à la normale. Les raisons de ces abaissements brusques, nous ne disons pas rapides, doivent être recherchées dans l'existence d'une affection hypotensive soit connue, soit cachée, soit à l'état latent ; ils ne ressortent pas, comme dans le cas précédent, à un simple état dépressif.

Ces considérations nous amènent à l'étude des contre-indications à l'emploi de la d'Arsonvalisation.

Bien que la tuberculose soit une maladie dans laquelle la tension est généralement basse, il y a des tuberculeux hypertendus ou des hypertendus devenus tuberculeux.

Nous avons rencontré quatre malades dans ce cas. Chez l'un dans le but d'arrêter des hémoptysies, chez les autres pour des raisons indépendantes de leur phtisie, que parfois ne nous avait pas révélée un premier examen sommaire, nous avons appliqué ce traitement : ils s'en sont mal trouvés, alors même que la tension, soigneusement prise, n'est pas descendue au-dessous de 15.

Le premier de ces malades n'a pas tardé à succomber à l'évolution de sa tuberculose pulmonaire qui avait pris une marche rapide.

Parmi les trois autres, chez l'un la tuberculose parut se réveiller et évolua en trois mois ; chez les deux autres nous dûmes relever aussitôt la tension artérielle à l'aide du résonnateur, à cause des symptômes de dépression générale qu'ils présentèrent. Ils ne tardèrent pas d'ailleurs à revenir rapidement à leur état de santé habituel.

L'hypertension artérielle dans la tuberculose doit peut-être être respectée, peut-être être combattue. Dans ce dernier cas il semble que la d'Arsonvalisation soit une méthode à ne pas utiliser.

Dans les affections où se rencontre l'hypotension artérielle il n'y a pas lieu en général d'employer un traitement qui possède une action hypotensive aussi puissante.

« Les hypotendus ne retirent pas de bénéfice de l'autoconduction, au contraire, on peut même assez souvent constater chez eux une aggravation de leur état si on emploie ce mode d'électrisation. On doit prendre *soin de relever leur pression*, à l'aide des courants de haute fréquence et de haute tension, quand on croit devoir les soumettre à la d'Arsonvalisation dans des cas particuliers, celui de lithiase par exemple (Moutier). »

Si les conséquences qui découlent de ces constatations sont d'une grande importance au point de vue des considérations de pathologie générale, leur importance n'est pas moins considérable au point de vue clinique. Elles constituent en effet une indication précieuse au point de vue thérapeutique : on doit, lorsque l'on soumet des malades à la d'Arsonvalisation, *mesurer avec grand soin leur tension artérielle*, et cela pendant les diverses phases du traitement.

L'électrothérapeute ne doit traiter que le sphygmomètre à la main : dans les applications de d'Arsonvalisation, en effet, le sphygmomètre est le seul instrument qui permette de savoir si l'action thérapeutique cherchée a été obtenue, dans quelle mesure, et si même elle n'a pas été dépassée.

CHAPITRE III

Action de la d'Arsonvalisation sur le cœur.
Baisse en deux temps.
Elévation de la pression artério-capillaire.
Interprétation de l'action physiologique.
Levée du spasme. — Tension récurrente.

Un des premiers effets de l'hypertension artérielle est de retentir sur le cœur, par la lutte qu'elle l'oblige à soutenir pour vaincre l'obstacle que rencontre à la périphérie la colonne sanguine. De cette lutte, résulte une hypertrophie du muscle, qui se produit de bonne heure, et devient elle-même un signe d'hypertension artérielle.

Plus tard, fatigué, le cœur se laissera forcer; la dilatation remplacera l'hypertrophie et entraînera comme conséquence une hypotension fonctionnelle qui se substituera à l'hypertension. Et cette baisse de pression sera de fâcheux augure, car, loin de témoigner de la disparition du processus morbide, elle prouvera qu'aux lésions déjà existantes est venue s'adjoindre la déchéance d'un organe, trop souvent précurseur de la déchéance de l'organisme lui-même.

Nous devions nous demander ce que devenait ce cœur, tandis que la tension artérielle était ramenée, et restait, à la normale.

Souvent il nous est arrivé de constater combien le cœur d'anciens hypertendus permanents traités par la d'Arsonvalisation était réduit de volume en comparaison de ce qu'il était auparavant. Nous publions ici dans quelques observations les chiffres que nous avons notés. Ils permettent de constater que le cœur suit, à sa façon, l'abaissement de la tension : c'est-à-dire qu'*il diminue de volume*. Mais cette diminution ne se fait que lentement ; ce n'est qu'au bout de plusieurs mois que le cœur reprend son volume normal. Cependant au bout de deux semaines, on peut déjà, dans quelques cas, remarquer une diminution de l'aire de matité cardiaque.

On comprend tout le bénéfice que les malades tirent d'un traitement entraînant de pareils retours en arrière. Leur cœur, souvent prêt à être forcé, échappe ainsi à la déchéance et redevient plus jeune de quelques années.

Cette diminution du volume du cœur peut entraîner avec elle d'autres modifications.

C'est ainsi qu'après une seule séance de d'Arsonvalisation, nous avons vu la tension artérielle tomber de 24 à 17,5 (obs. XXXVIII) et se maintenir aux environs de ce dernier chiffre pendant quelques semaines, puis progressivement atteindre la normale. Dans cette « *baisse en* 2 *temps* » l'abaissement secondaire suit, croyons-nous, la diminution du volume du cœur ; l'exagération de ses systoles ne disparaissant que progressivement, quelque temps après la disparition de l'obstacle périphérique.

De même encore, les améliorations que l'on ne constate qu'après plusieurs semaines de traitement ou du traitement primitif, ces améliorations secondaires, telle qu'une plus grande facilité des mouvements chez les hémiplégiques, peuvent être la conséquence de l'amélioration progressive de la circulation chez ces malades (voir obs. XXXIV, XLII, XLIV).

Quant aux modifications que l'on peut observer dans le nombre des battements du cœur, elles sont minimes. Le nombre de pulsations le plus souvent ne varie pas d'une manière appréciable ; parfois cependant on obtient vers la fin du traitement une diminution de la fréquence du pouls (voir obs. XXXVIII, XXXIX, XLI, XLII, XLVII, XLVIII).

Le cœur, bien souvent, contrairement à la loi de Marey, répond par une accélération de ses battements à une élévation de la résistance périphérique.

Pouvons-nous donner une interprétation de l'action physiologique de la d'Arsonvalisation sur la tension artérielle ?

Cette interprétation, encore hypothétique à l'heure actuelle, nous a été suggérée à la suite des résultats que nous avons obtenus par l'emploi du tonomètre de Gaertner.

On sait, ainsi que le Dr Bouloumié l'a exposé d'une façon si complète dans son ouvrage sur la sphygmotonométrie clinique, que le rapport de la tension artérielle à la pression artério-capillaire peut s'exprimer chez l'homme normal par 15/10, et que ce rapport reste à peu près constant, c'est-à-dire que chez l'hypertendu, la différence — 5 augmente et peut atteindre — 8 pour la tension 22 par ex. Il faut ajouter que cet écart est très diminué chez le vieillard. C'est ce que nous avons constaté chez nos différents malades qui étaient tous âgés.

Nous publions quatre observations, non qu'elles soient plus probantes que les autres, mais parce que nous avons suivi les malades plus longtemps et que nous avons plus de rapports de tensions.

Il ressort de ces observations, et de nos diverses constatations personnelles, que lors de la première séance, lorsque l'on observe ces abaissements considérables de la tension artérielle, la pression artério-capillaire, à l'inverse de ce que l'on aurait pu penser, *ne la suit pas*. La pression artério-capillaire reste parfois à la même valeur, parfois baisse mais très faiblement, *le plus souvent augmente de valeur*.

Dans tous les cas, il en résulte une diminution du rapport de tension, et souvent même un rapport de tension inverse, la pression artério-capillaire étant plus grande que la tension artérielle.

Si bien que si l'on porte sur un graphique ces deux tensions, on observe *un croisement de lignes* (1).

Ces rapports inverses ont déjà été notés par quelques auteurs, mais jamais dans les conditions où nous nous sommes placé.

C'est que personne, à notre connaissance, n'a été amené à prendre la pression artério-capillaire d'hypertendus permanents et à « détendre » ces malades.

Que devient cette pression artério-capillaire ?

Chez des malades « détendus », depuis longtemps, nous avons constaté que le rapport était redevenu normal ou tendait à le devenir.

Toutefois, alors que la tension d'un malade était à la normale, et depuis longtemps, il nous est arrivé de faire une nouvelle séance de d'Arsonvalisation sans que la tension artérielle variât d'une façon appréciable, tandis que parfois la pression artério-capillaire augmentait dans une faible mesure, traduisant ainsi l'action toujours efficace de la d'Arsonvalisation.

Si nous croyons avoir saisi ainsi la première et la dernière parties du phénomène, la période intermédiaire nous échappe complètement dans sa durée comme dans sa modalité.

De cette marche de la pression artério-capillaire, il découle des conséquences inattendues pouvons-nous dire.

Ainsi cette femme (obs. XLIII), qui au début avait 19 de pression artério-capillaire et 22 de tension artérielle, chiffres qui *cadrent bien*, voit sa pression artério-capillaire monter à 21 et sa tension artérielle descendre à 18 ; si bien que la pression artério-capillaire est alors plus élevée, et de beaucoup, que la tension artérielle.

A priori, certains cependant penseront que c'est là une absurdité physiologique.

(1) Voir les courbes, p. 102 et suivantes.

Comment une pression de la périphérie peut-elle être plus élevée que celle d'un point plus rapproché du centre circulatoire ? Il devrait y avoir reflux vers ce centre circulatoire, ou, tout au moins, dans le canal qui le réunit à la périphérie, devrait exister un point où les efforts égaux des deux tensions antagonistes viendraient se briser, et se neutraliser.

Et pourtant nous sommes en présence d'un fait d'observation.

Nous devons faire remarquer d'abord que la pression artério-capillaire mesurée au tonomètre de Gaertner ne saurait être comparée à la tension artérielle, car elle est fonction de la tension dans les artères digitales d'une part, et d'autre part, de la perméabilité des capillaires, c'est-à-dire de leur calibre (ce qui n'existe pas pour la tension artérielle); de plus nos malades étaient des artério-scléreux incontestablement, puisque, déjà à la période lésionnelle, deux d'entre eux avaient fait des accidents d'hémorragie cérébrale, dont la conséquence était une hémiplégie actuelle.

Or, l'artério-sclérose débute par les capillaires et ces derniers sont plus atteints que les artères elles-mêmes ; donc infiltration calcaire de leurs parois et perte de l'élasticité.

Ceci explique déjà que chez ces malades, artério-scléreux, lésionnels, les pressions artério-capillaires soient élevées.

Nous avons vu dans la première partie que c'était le *spasme* des artérioles qui constituait la cause de l'hypertension artérielle. Mais ici il nous faut non seulement envisager la cause, mais aussi les conséquences, car ces conséquences, par leur ancienneté, sont parvenues à jouer un rôle par elles-mêmes et concourent à leur tour au maintien et à l'accroissement de l'hypertension artérielle.

Le spasme a produit une diminution du calibre des capillaires ; il en est résulté une hypertrophie de la couche musculaire périvasculaire, et consécutivement, une infiltration calcaire de leurs parois et une diminution de leur élasticité.

Le cœur de son côté a réagi en augmentant sa puissance parallèlement à l'obstacle à surmonter.

En se plaçant sur le terrain physiologique, il n'existe que deux moyens d'abaisser la tension artérielle :

1° C'est de supprimer ou de diminuer l'obstacle périphérique, en agissant sur les vaso-moteurs.

2° C'est de modérer l'action du moteur central, le cœur.

Nous devons rappeler ici les résultats expérimentaux auxquels M. le professeur d'Arsonval était parvenu.

M. d'Arsonval avait constaté que le système vaso-moteur est éminemment excitable par les courants à haute fréquence. On observe de la vaso-dilatation des capillaires, phénomène qu'il est facile de constater sur les vaisseaux de l'oreille de lapins : le sang coule plus abondamment après le passage du courant.

La d'Arsonvalisation a donc une action puissante sur les vaso-moteurs ; et ce sont vraisemblablement les vaso-constricteurs qui entrent ici en jeu, en *suspendant leur effet,* comme ils étaient entrés en jeu lors de l'établissement de l'hypertension en l'exagérant. *C'est par diminution du tonus du système sympathique que la d'Arsonvalisation agit.* Cette inhibition lève le spasme sous lequel les vaso-constricteurs tenaient les artérioles. Le spasme levé, les artérioles reprennent leur calibre normal ; la route élargie, le sang circule avec facilité.

L'on comprend alors que la cause de l'hypertension, l'*angiospasme, étant unique,* un même traitement, bien qu'agissant dans des cas divers, supprime l'hypertension, *quelle que soit la cause primitive* de ce spasme même.

Quant à l'augmentation de la pression artério-capillaire elle peut s'expliquer par :

la force d'impulsion exagérée des systoles du cœur hypertrophié, qui ne saurait reprendre d'emblée son volume normal.

Et peut-être l'examen de la pression artério-capillaire, lors des séances de la d'Arsonvalisation, pourrait-il servir dans une certaine mesure au diagnostic du degré de l'artério-sclérose, et partant au pronostic.

A l'appui de ces faits, nous devons citer deux sortes de constatations : les unes au point de vue électrique, dans le cas de relèvement de pression par des applications locales de courants de haute fréquence et de haute tension, les autres au point de vue clinique.

Il nous est arrivé de relever la pression de malades au moyen du résonnateur, et dans ce cas, au contraire de ce qui se passait dans le cas inverse, le rapport de tension diminuait de valeur, car tandis que la tension artérielle augmentait, la pression artério-capillaire diminuait.

Et nous devons rapprocher de ce fait la communication si intéressante du Dr Oudin qui, employant le sphygmographe de Laulanié a vu lors de l'application du courant « la courbe descendre rapidement et progressivement, en même temps que l'amplitude des pulsations diminuait, pour venir dans quelques tracés aboutir à une ligne droite sans oscillations » (1).

Au point de vue clinique, un fait nous a frappé bien souvent : c'est la différence de sensation que donne au doigt le pouls du malade avant et après la séance. Tandis que auparavant le pouls est petit, *tendu* ; après il est ample, plus perceptible au doigt, plus facilement mesurable. Sensation qui arrive à être caractéristique, et qui permet de dire en présence d'un malade traité ou d'un malade qui par suite de raisons quelconques a vu sa tension ramenée à la normale, c'est un « détendu ».

D'autre part, nous avons imaginé de prendre, non plus la tension artérielle au passage du sang chassé par l'impulsion car-

(1) Action des courants de résonnance sur la circulation capillaire, juin 1900.

diaque, mais après son passage dans les capillaires, à l'endroit où l'observateur supprime d'habitude la récurrence.

Ceci est facile en se servant de l'appareil Potain :

On place du côté de la main l'ampoule de caoutchouc sur l'artère radiale au niveau de la gouttière — l'observateur, plaçant sa main plus haut sur l'avant-bras, interrompt le courant circulatoire en amont à l'aide du médius — tandis que l'index explore la partie de l'artère située entre l'ampoule et le médius.

Nous avons pu constater ainsi que cette tension, que nous proposons d'appeler « *tension récurrente* », augmentait après une séance de d'Arsonvalisation.

Parfois la tension récurrente, imprenable avant la séance, peut être mesurée après. Souvent, il est vrai, il est impossible de l'évaluer.

Ces faits cliniques ne concourent-ils pas, eux aussi, à démontrer l'augmentation du calibre des capillaires.

En résumé :

La d'Arsonvalisation par diminution du tonus du système sympathique semble entraîner la *levée* du *spasme* sous lequel les vaso-constricteurs tenaient les capillaires. Ceux-ci reprennent leur volume normal ; la pression artério-capillaire s'élève, ainsi que la tension récurrente : et comme effet *secondaire* immédiat, la tension artérielle diminue. La disparition de l'obstacle périphérique entraîne la diminution progressive du volume du cœur.

N'est-ce pas là, selon l'expression du Dr Huchard, « agir sur le cœur périphérique pour soulager le cœur central. »

OBSERVATIONS

Observation XXXVIII

(Personnelle).

P... Isabelle, polisseuse, 78 ans.

Entrée à la maison départementale le 21 septembre 1903.

Régime de la 4e section.

Antécédents héréditaires : rien à signaler.

Antécédents personnels : dans son enfance, rougeole, scarlatine et coqueluche. Eut deux enfants dont l'un mourut à 8 j., l'autre à 1 an.

L'examen des appareils respiratoire et digestif ne révèle aucun signe pathologique.

On note à l'examen du système nerveux des réflexes rotuliens forts.

A l'examen du système circulatoire on constate : au cœur, un premier bruit un peu roulant, un deuxième bruit claqué à l'aorte ; quelques faux pas ; la matité absolue mesure 6 cm. 5 de haut sur 5 cm. de largeur.

La pointe bat derrière la 7e côte.

La sous-clavière droite est un peu élevée ;

Les temporales et les radiales sont dures ;

Le pouls régulier bat à 90 par minute.

La tension artérielle, prise à différents moments dans l'espace de deux mois, a oscillé entre 25 et 22.

2 décembre, séance de cage autoconductrice (1).

la tension artérielle de 24 descend à 17,5

A la suite de cette séance la malade se trouve plus leste.

3 décembre, la tension artérielle est à		17,5
13 —	—	18
14 —	—	18,5
15 avril	—	16
21 —	—	16

(1) Voir la planche I, tracé n° 1.

L'examen du système circulatoire permet de constater que le 2e bruit à l'aorte n'est que très peu claqué.

La matité absolue du cœur mesure 5 cm. 3 de haut sur 4 cm. 5 de largeur. Le pouls régulier bat à 80.

9 mai, la tension artérielle est à 15

La matité absolue du cœur mesure 5 cm. de haut sur 4 cm. 3 de largeur.

30 mai, la tension artérielle est à 15

7 juin — 15

La matité absolue du cœur mesure 4 cm. 5 de haut sur 4 cm. 3 de largeur.

La pointe du cœur bat derrière la 6e côte.

Observation XXXIX

(Personnelle).

F... Marie, boulangère, 80 ans.

Entrée à la maison départementale le 22 juillet 1900.

Régime de la 4e section.

Antécédents héréditaires : rien à signaler ; a eu 4 enfants, actuellement vivants et bien portants.

Antécédents personnels : à 15 ans, rougeole ; à 18 ans, variole ; à 19 ans, réglée régulièrement ; 4 enfants, dont 2 jumelles à 41 ans, ménopause à 42 ans.

L'examen de l'appareil respiratoire ne révèle aucun signe pathologique.

Celui de l'appareil digestif révèle une constipation opiniâtre et fort ancienne, la malade n'allant à la selle que tous les 5 ou 6 jours.

On note à l'examen du système nerveux des réflexes rotuliens brusques.

A l'examen du système circulatoire, on constate : au cœur, un premier bruit roulant et soufflant à l'aorte, et un deuxième bruit claqué ;

La matité absolue mesure 6 cm. de haut sur 5 cm. de largeur ;

L'aorte et la sous-clavière droite sont un peu surélevées ;

Les temporales et les radiales sont dures ;

On ne note pas de pouls capillaire ;

Le pouls régulier bat à 88.

La tension artérielle oscille entre 21 et 23.

2 décembre, séance de cage autoconductrice (1).
la tension artérielle de **21** descend à 15,5

La malade présentait des douleurs névralgiques de la tête qui, à la suite de cette séance, ont disparu presque complètement.

10 avril, la tension artérielle est à 15,5

L'examen du système circulatoire permet de constater que le pouls régulier bat à 80.

La matité absolue du cœur mesure **4** cm. **8** de haut sur **4** cm. **3** de largeur.

15 avril, la tension artérielle est à 15,5
30 mai — 15

Observation XL

(Personnelle).

N... Céline, blanchisseuse, 61 ans.

Entrée à la maison départementale le 11 août 1898.

Régime de la 4e section,

Antécédents héréditaires : rien à signaler.

Antécédents personnels : réglée à 14 ans régulièrement ; eut un enfant ; subit cinq attaques d'érysipèle ; à 50 ans ménopause. Se plaint parfois de céphalalgie.

L'examen des appareils respiratoire et digestif ne révèle aucun signe pathologique.

On note à l'examen du système nerveux des réflexes rotuliens brusques.

A l'examen du système circulatoire, on constate :

Au cœur, un premier bruit un peu sourd et prolongé, un deuxième bruit claqué.

La matité absolue mesure **5** cm. de haut sur **4** cm. **5** de largeur.

La pointe bat derrière la 7e côte ;

Les sous-clavières, et principalement la droite, sont surélevées ;

Les temporales et les radiales sont dures ;

Le pouls bat à 76 par minute et présente quelques intermittences.

La tension artérielle prise à différents moments dans l'espace de deux mois a oscillé entre **21** et **23**.

(1) Voir la planche I, tracé n° 2.

2 décembre, séance de cage autoconductrice (1).		
	la tension artérielle de **23** descend à	16
3 —	la tension artérielle est à	16,5
9 —	—	16
13 —	—	15,5
14 —	—	16,5
20 mars	—	17
15 avril	—	15,5

L'examen du système circulatoire permet de constater que le pouls bat à 72 par minute.

La matité absolue du cœur mesure **5** cm. de haut sur **5** cm. de largeur.

13 mai, la tension artérielle est à 15,5.

L'examen du système circulatoire permet de constater que la pointe du cœur bat derrière le 6e espace intercostal.

La matité absolue du cœur mesure **4** cm. de haut sur **4** cm. de largeur.

30 mai, la tension artérielle est à 15,5.

7 juin — 15.

L'examen du système circulatoire permet de constater que la pointe du cœur bat derrière la 6e côte.

La matité absolue du cœur mesure **4** cm. de haut sur **4** cm. de largeur.

Observation XLI

(Personnelle).

T... Catherine, fleuriste, 66 ans.

Entrée à la maison départementale le 20 août 1898.

Régime de la 4e section.

Antécédents héréditaires : rien à signaler.

Antécédents personnels : à 12 ans réglée irrégulièrement, à 15 ans fièvre typhoïde, une fille morte à 26 ans, à 35 ans pleurésie, à 60 ans un lupus.

L'examen du système nerveux et des appareils respiratoire et digestif ne révèle aucun signe pathologique; il faut noter toutefois de la constipation habituelle.

A l'examen du système circulatoire on constate : au cœur un premier bruit prolongé, un deuxième bruit klangoreux à l'aorte;

(1) Voir la planche II, tracé no 3.

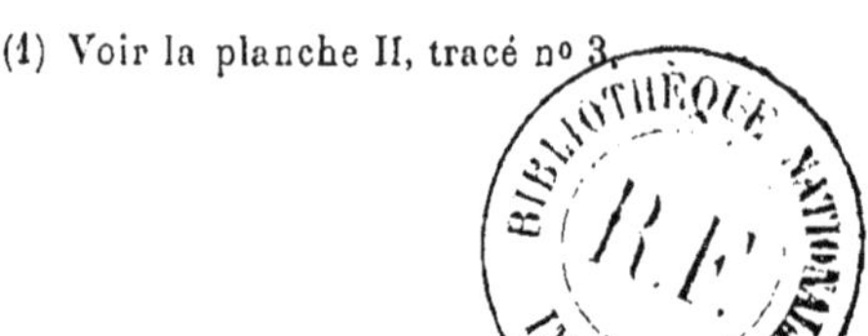

La matité absolue du cœur mesure **6** cm. **7** de haut sur **5** cm. **7** de largeur.

Les radiales sont dures ;

Le pouls régulier bat à 108 ;

La malade se plaint d'éprouver des sensations de fourmillements et d'être sujette à des crampes.

La tension artérielle prise à différents moments dans l'espace de deux mois a oscillé entre **19** et **22**.

2 décembre, séance de cage autoconductrice.

	la tension artérielle de **21** descend à	**15,5**
3 —	la tension artérielle est à	**16**
9 —	—	**16**
13 —	—	**16,5**
14 —	—	**18**
20 mars	—	**17**
24 —	—	**17**

L'examen du système circulatoire permet de constater que la matité absolue du cœur mesure **5** cm. **8** de haut sur **5** cm. de large.

15 avril, la tension artérielle est à		17
9 mai	—	15

L'examen du système circulatoire permet de constater que la matité absolue du cœur mesure **4** cm. **5** de haut sur **4** cm. de large.

Le pouls régulier bat à 90.

29 mai, tension artérielle		V 16	P 17
30 mai	—	V **17,5**	P **18,5**
	séance de cage autoconductrice (1)		
	t. a. après :	V 15	P 16
7 juin, la tension artérielle est à			15

La matité absolue du cœur mesure **4** cm. **8** de haut sur **4** cm. **5** de large.

Observation XLII

(Personnelle).

B... Désirée, verrière, 78 ans.

Entrée à la maison départementale le **13** septembre **1902**.

Régime de la 4e section.

Antécédents héréditaires : rien à signaler.

(1) Voir la planche II, tracé n° **4**.

Antécédents personnels : à 11 ans réglée régulièrement, eut 4 enfants dont 2 moururent en venant au monde, à 47 ans ménopause.

Il y a 4 ans au mois d'août, à 5 h. du soir, la malade fut prise d'un étourdissement, tomba et ne put se relever : elle était paralysée du côté droit. A la suite de cette hémiplégie elle a toujours parlé très difficilement. La 1re année elle n'a pu quitter sa chambre.

L'examen des appareils respiratoire et digestif ne révèle aucun signe pathologique.

A l'examen du système nerveux on ne note pas de différence appréciable des réflexes du côté des membres supérieurs ; la malade serre également des deux mains.

Le signe du paucier existe d'une façon nette.

Le réflexe rotulien droit est exagéré et l'on constate du côté du membre droit l'existence du mouvement de flexion combinée de la cuisse sur le bassin. Pas de signe des orteils.

A l'examen du système circulatoire, on constate : au cœur, un deuxième bruit légèrement claqué à l'aorte ;

La matité absolue du cœur mesure 7 cm. 5 de haut sur 6 cm. 8 de largeur.

Les sous-clavières sont un peu surélevées ;

Les temporales et les radiales sont dures ;

Le pouls régulier bat à 100.

La tension artérielle, prise à différents moments dans l'espace de deux mois, a oscillé entre 21 et 24.

2 décembre. Séance de cage autoconductrice.

La tension artérielle de 23 descend à 21.

Dès le lendemain de cette séance la malade constatait un heureux résultat : pour la première fois depuis 4 ans elle pouvait marcher sans canne. Et peu à peu elle se mit à se servir de sa main, chose qu'elle ne pouvait faire auparavant.

3 décembre,	la tension artérielle est à	21
9 —	—	19
13 —	—	20
14 —	—	20
20 mars,	—	19
15 avril,	—	20
4 mai,	—	20
9 —	—	19,5

A l'examen du système circulatoire on constate que le pouls bat à 90.

La matité absolue du cœur mesure 5 cm. de haut sur 5 cm. de largeur ; mesures que nous relevons encore le 13 mai. La pointe du cœur bat derrière la 7e côte.

22 mai, la tension artérielle est à 21
28 — — V **21** P **22,5**
séance de cage autoconductrice
après : V 16,5 P 18
30 mai, la tension artérielle est à 16
2 juin, — 17

La malade de nouveau s'est aperçue d'une amélioration dans sa marche et pour la 1re fois depuis son séjour à la maison a pu aller faire une promenade au dehors.

L'examen du système circulatoire permet de constater que la pointe du cœur bat dans le 6e espace : la matité absolue mesure 5 cm. de haut sur 4 cm. 5 de largeur.

7 juin, la tension artérielle est remontée et mesure V 19 P 20
séance de cage
après : V 16 P 17

Ces résultats ne doivent pas être tenus pour définitifs et complets, car la tension artérielle de la malade n'a pas été suffisamment abaissée.

Observation XLIII

(Personnelle).

D... Pauline, ouvrière, 77 ans.

Entrée à la maison départementale le 11 novembre 1903.

Régime de la 4e section.

Ne peut donner que très peu de renseignements sur ses parents. N'a jamais été malade : à 16 ans réglée régulièrement, a eu 11 enfants qui sont tous décédés.

A l'examen des appareils respiratoire et digestif, on ne remarque aucun signe pathologique.

Les réflexes rotuliens sont plutôt vifs.

L'examen du cœur permet de constater un 1er bruit, roulant et soufflant à la pointe ; à l'orifice aortique le 2e bruit est claqué, éclatant.

La pointe bat dans le 6e espace.

La matité cardiaque mesure **5** cm. 5 de haut sur **5** cm. 5 de large. La palpation du creux sus-sternal permet d'arriver sur la crosse aortique. Les sous-clavières sont un peu surélevées ; à droite on observe de la danse des artères ; il existe un pouls capillaire net.

Les radiales et les temporales sont dures.

Nous avons suivi régulièrement cette malade depuis 8 mois et rarement il nous a été donné d'observer une pression artérielle aussi stable ; durant tout ce temps, la pression artérielle prise à différentes heures de la journée au moyen du sphygmomètre de Verdin a toujours été comprise entre 20,5 et 21,5 étant le plus souvent à 21.

28 mai, 1re séance	avant (1)	V **21**	P **22**	G 19
	après	V 17	P 18	G 21

La *tension récurrente* très nette chez cette malade était avant de **10** et après de **13**.

(1) V : Verdin; P : Potain; G : Gaertner.

30 mai, 2e séance	avant	V 17	P 18	G 22
	après	V 15	P 16	G 23

La *tension récurrente* était avant de **10** et après de **12**.

2 juin	V 15,5	P 16,5	
7 —	V 15	P 16	G 22,5

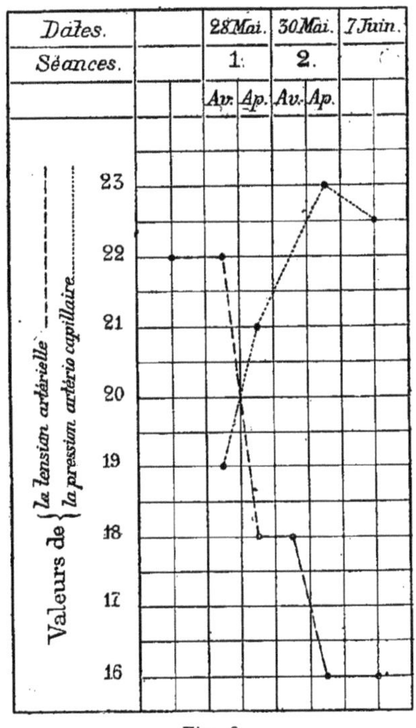

Fig. 8.

La matité absolue du cœur mesure **5** cm. de haut sur **5** cm. de large. A ce moment nous perdons de vue la malade.

Oservation XLIV

(Personnelle).

L... Marie-Louise, couturière, 60 ans.

Entrée à la maison départementale le 16 novembre 1904.

Régime de la 4e section.

Ne présente dans ses antécédents héréditaires rien à noter. De même dans ses antécédents personnels : à partir de 14 ans, toujours réglée régulièrement, a eu 4 enfants, à 39 ans fièvre typhoïde, à 48 ans ménopause.

Il y a 6 ans fut victime d'un traumatisme violent et depuis cette époque est paralysée du côté gauche. Parle avec quelque difficulté. Marche pénible en fauchant. On observe une exagération du réflexe radial gauche et une légère contracture de la main. Du côté du membre inférieur le réflexe rotulien gauche est un peu plus fort que le droit, il y a une ébauche de mouvement de flexion combinée; enfin le signe de Babinski est positif.

Les appareils respiratoire et digestif ne présentent à l'examen aucun signe pathologique.

L'examen du cœur permet de constater que la pointe bat dans le 6e espace. La matité cardiaque est de 7 cm. de haut, sur 6 cm. de large. A l'aorte le 1er bruit est claqué, le 2e sourd.

Les sous-clavières sont légèrement exhaussées ; les radiales et les temporales sont dures.

La tension artérielle prise à différents moments pendant 2 mois a oscillé entre 21 et 23.

24 mai		V **22**	P **23**	G 17
26 mai, 1re séance	avant	V 21	P 22,5	G 17,5
	après	V 17	P 18,5	G 18

A la suite de cette séance, la malade se trouve mieux, elle a pu lever son bras gauche en l'air, ce qu'elle ne pouvait faire auparavant.

29 mai		V 17	P 18	G 16,5
30 mai, 2e séance	avant	V 18	P 19	G 16,5
	après	V 16	P 17	G 17,5

On note une légère amélioration du côté de la main et du bras gauche.

2 juin		V 16	P 17	
5 juin, 3e séance	avant	V 17	P 18,5	G 18
	après	V 15,5	P 17	G 19,5
7 juin, 4e séance	avant	V 16,5	P 18	G 22
	après	V 15,5	P 17	G 22,5

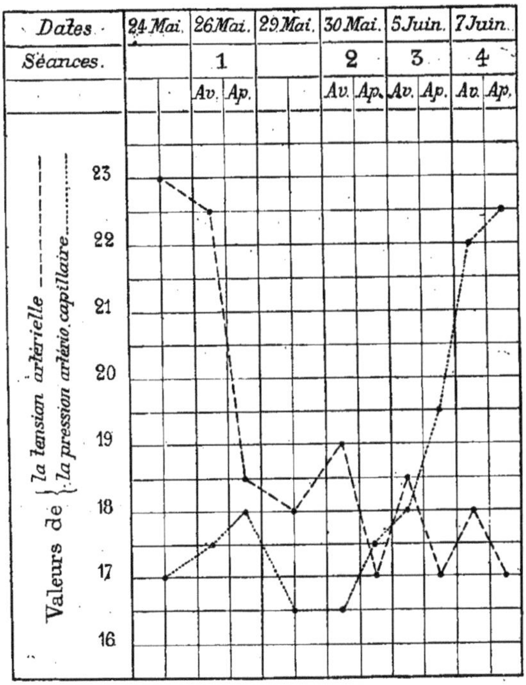

Dates	24 Mai.		26 Mai.		29 Mai.		30 Mai.		5 Juin.		7 Juin.	
Séances.			1				2		3		4	
			Av.	Ap.			Av.	Ap.	Av.	Ap.	Av.	Ap.

Valeurs de { la tension artérielle ——— ; la pression artério-capillaire ....

23 22 21 20 19 18 17 16

Fig. 9.

La matité absolue du cœur mesure **6** cm. 5 de haut sur **6** cm. de large.

Observation XLV

(Personnelle).

B... Jules, peintre en bâtiments, 58 ans.

Entré à la maison départementale le 18 février 1905.

Régime de la 3e section.

Antécédents héréditaires : rien à signaler.

Antécédents personnels : à 16 ans eut une première attaque de rhumatismes, puis dans les années qui suivirent quatre autres.

N'a jamais eu d'affections dues au plomb.

Reconnaît avoir fait des abus d'alcool : vin, rhum, absinthe.

Il y a 4 ans, un médecin trouve qu'il est atteint d'albuminurie.

Il reste près de 3 ans au régime lacté, seul régime qui lui convenait, mais il y ajoute, et d'une façon régulière, des apéritifs.

Enfin le 18 octobre dernier il est atteint d'hémiplégie droite, survenue brusquement pendant qu'il travaillait. Il ne perdit pas connaissance et la paralysie s'établit en une demi-heure. Le soir il ne pouvait plus parler, et il resta 8 jours en cet état. Puis peu à peu la parole revint, ainsi que les mouvements du côté droit.

Actuellement il reste très peu de chose de la paralysie faciale gauche, les traits sont légèrement déviés à droite.

On observe une exagération de tous les réflexes tendineux du côté droit; un mouvement de flexion combinée de la jambe droite ; en marchant, le malade traîne la jambe, sans faucher à proprement parler.

L'examen des appareils respiratoire et digestif ne révèle l'existence d'aucun signe pathologique.

A l'examen du cœur on constate qu'à l'orifice aortique le 1er bruit est sourd, le 2e musical.

Les sous-clavières sont un peu surélevées ; les radiales et les temporales sont dures.

7 avril, 1re séance	avant	V 18	P 20	G 17,5
	après	V 16,5	P 18,5	G 19
10 — 2e séance	avant	V 17	P 18,5	G 18
	après	V 15,5	P 16	G 19,5
12 —		V 15	P 16	G 19
14 —		V 15	P 16	
26 —		V 15	P 16	G 18,5
10 mai		V 15	P 16	
15 —		V 15	P 16	
17 —		V 15	P 16,5	G 19,5
24 —		V 15	P 16	

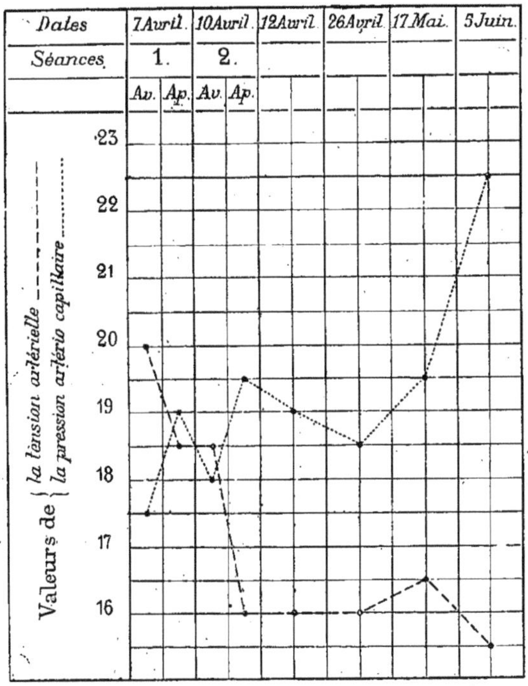

Fig. 10.

5 juin V 14,5 P 15,5 G 22,5

Le malade étant fatigué nous faisons une application de résonnateur en vue de remonter sa tension.

Nous notons après la séance V 17 P 18 G 22

7 juin V 15 P 16

Observation XLVI

(Personnelle).

L... Jacques, mécanicien, 69 ans.

Entré à la maison départementale le 26 octobre 1902.

Régime de la 4e section.

Antécédents héréditaires : rien à signaler, son père est mort à 99 ans, sa mère à 92 ans.

Antécédents personnels : à part une rougeole et une attaque d'influenza, a toujours été bien portant.

Le malade reconnaît avoir fait des abus d'alcool et être gros mangeur.

L'examen des appareils respiratoire et digestif et du système nerveux ne révèle aucun signe pathologique.

A l'examen du système circulatoire, on constate : que les bruits du cœur sont un peu sourds avec une intermittence de temps à autre ; les sous-clavières surélevées ; les radiales dures ; les temporales dures et sinueuses.

Le malade éprouve parfois des crampes dans les mollets.

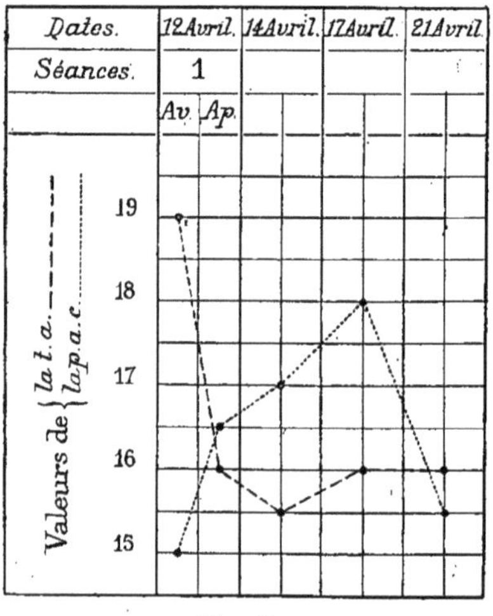

Dates.	12 Avril.		14 Avril.		17 Avril.		21 Avril.	
Séances.	1							
	Av.	Ap.						

Valeurs de { la t. a. ------ / la p. a. c. .... }

19

18

17

16

15

Fig. 11.

12 avril, 1re séance	avant	V 18	P 19	G 15
	après	V 15	P 16	G 16,5
14 avril,		V 15	P 15,5	G 17
17 —		V 15	P 16	G 18
21 —		V 15	P 16	G 15,5
28 —		V 15	P 16	

Le malade cesse de venir nous voir.

TROISIÈME PARTIE

APPLICATIONS PARTICULIÈRES

DE LA

D'ARSONVALISATION

RÉSULTATS OBTENUS DANS QUELQUES AFFECTIONS

La plupart des malades dont nous avons publié les observations dans la 2e partie, qui tous présentaient une hypertension permanente notable, ne se plaignaient pas de symptômes fonctionnels dépendant de leur hypertension.

Aussi ces malades, lors de l'abaissement et, après le retour de leur tension artérielle à la normale, n'ont-ils constaté dans leur état de santé générale aucune modification, si ce n'est parfois une augmentation de l'appétit.

Il était intéressant de voir quelle action la d'Arsonvalisation pouvait avoir sur les symptômes fonctionnels qui sont sous la dépendance de l'hypertension artérielle dans certaines affections.

Aussi dans certains cas avons-nous appliqué de parti pris ce mode de traitement, dans le but de voir l'amélioration que pourrait apporter dans les symptômes fonctionnels de ces malades la disparition de leur hypertension artérielle.

Nous ne tirerons de ces faits aucune conclusion, car ils sont trop peu nombreux, et, à l'heure actuelle, aucun auteur n'a publié d'observations de ce genre.

Vu ce petit nombre de cas, il est même fort difficile parfois de déterminer la part d'amélioration qui revient au traitement et celle qui revient à l'évolution naturelle de l'affection.

Parmi les applications de d'Arsonvalisation que nous avons faites, quelques-unes le furent à l'occasion d'un accident aigu, tel qu'une hémiplégie en voie de formation et dont le début remontait à quelques heures, ou bien encore lors d'une crise d'œdème aigu du poumon.

Ces faits pourront montrer que la d'Arsonvalisation peut être appelée à servir en médecine d'urgence. Nous aurions voulu nous étendre davantage sur ce point particulier ; malheureusement à nos observations peu nombreuses, nous n'avons pu joindre, malgré notre désir, aucune observation de traitement lors de la colique saturnine, de l'encéphalopathie saturnine ou de l'éclampsie.

Nous l'avons regretté particulièrement pour cette dernière affection dans la genèse de laquelle l'hypertension a été mise en évidence d'une façon si remarquable par MM. Vaquez et Nobécourt et sur laquelle le Dr Bar insiste notamment.

Nous allons d'abord dire quelques mots du mal de Bright et de l'insuffisance aortique, affections dont étaient atteints quelques-uns de nos malades ; puis de l'artério-sclérose que nous avons rencontrée chez tous à des degrés divers.

MAL DE BRIGHT

Nous avons observé quelques brightiques que nous avons soumis à l'action de la d'Arsonvalisation.

Il était intéressant de voir l'action de ce traitement dans une maladie aux différentes phases de laquelle l'hypertension joue un rôle si important.

Dans cette affection l'hypertension précède la lésion anatomique et assiste, non en indifférente, à son établissement, à sa progression.

« Elle constitue le symptôme initial et révélateur des néphrites chroniques à l'époque où rien encore ne permet de déceler l'existence d'une lésion rénale » (Vaquez).

C'est à Mahomed que revient l'honneur d'avoir fait ressortir le rôle primordial de l'hypertension dans l'apparition successive des phénomènes morbides, en distinguant parmi les étapes chronologiques qui réunissent l'artério-sclérose au mal de Bright, trois périodes :

1° La période fonctionnelle caractérisée par l'hypertension artérielle sans modifications du rein ni des vaisseaux ;

2° Le mal de Bright chronique sans altérations du rein (fibrose artério-capillaire de Gull et Sutton) ;

3° Le mal de Bright chronique avec néphrite, décrit par tout le monde.

Si nous n'apportons pas ici d'observations de cas traités, c'est que nous n'avons pu trouver que des malades ressortissant à la troisième classe. Et si, comme dans tous les cas par nous observés, leur tension artérielle a été ramenée à la normale, nous ne saurions rien dire de plus.

ARTÉRIO-SCLÉROSE

On divise actuellement l'artério-sclérose en trois phases :

1° Phase de spasme ou fonctionnelle, si bien décrite par le Dr Huchard qui l'a dénommée phase de présclérose.

Elle est constituée en somme par 2 stades :

a. L'un de spasme pur.

b. L'autre de sclérose jeune, marque première du processus d'inflammation périvasculaire.

Cette phase qui dure des semaines ou des années, donnant lieu à des troubles fonctionnels divers, n'a pour toute symptomatologie que l'existence d'une hypertension transitoire d'abord, permanente ensuite.

2° Phase de fibrose généralisée portant sur les petits vaisseaux.

Cette *fibro-capillarité* contribue par elle-même à entretenir e à augmenter l'hypertension permanente.

3° Phase de propagation de la fibrose aux gros vaisseaux, ou artério-sclérose généralisée.

Son aboutissant est une hypotension terminale et la déchéance de l'organisme.

Les causes de nature à produire l'hypertension sont multiples avons-nous vu. Causes et hypertension s'associent pour remplir un même rôle sclérogène.

Le traitement de l'artério-sclérose doit donc avoir une double fin : la suppression des causes, la disparition de l'hypertension.

« La doctrine qui n'attend point les lésions pour les combattre, avec l'insuccès que l'on sait, mais qui cherche à les prévenir en s'appuyant sur la pathogénie, devient la base de la thérapeutique *préventive* de l'artério-sclérose en général, des cardiopathies artérielles en particulier ; et cette thérapeutique préventive puise sa principale indication dans la médication hypotensive (Huchard). »

Si la suppression des causes est facile, il n'en est pas de même pour la disparition de l'hypertension ; et nous avons vu le nombre de traitements qui ont été préconisés dans ce but. Ils ont tous eu leur heure de vogue ; la plupart sont abandonnés actuellement. Il en est cependant, en particulier le massage et la balnéothérapie, qui ont une valeur réelle, surtout dans la phase de présclérose. C'est au début en effet de l'évolution de l'artério-sclérose que l'on a le plus de facilité pour ramener la tension à la normale, le plus de chances de voir la rétrocession du processus de la sclérose déjà commençante, et, que le traitement offre le moins de dangers.

A cette phase, par sa rapidité, par sa constance, la d'Arsonvalisation est une bonne méthode de traitement.

« Il y a lieu de penser que l'on peut empêcher l'évolution de l'artério-sclérose en faisant disparaître l'hypertension artérielle. Les faits que nous avons observés jusqu'ici confirment cet espoir, non seulement nous avons pu constater un arrêt dans l'évolution de cette maladie, mais souvent nous avons vu disparaître des troubles fonctionnels de l'artério-sclérose et nous avons même pu voir, dans certains cas, rétrocéder des lésions qui étaient la conséquence de l'artério-sclérose (Moutier). »

Tous les malades, dont nous avons publié les observations dans la deuxième partie étaient soit à la 2e, soit à la 3e phase de l'artério-sclérose.

Nous ne savons si l'on peut observer des régressions de lésions aussi avancées que celles de la 3e phase. Pour nous, nous n'en avons pas observées pendant les quelques mois qu'il nous a été donné de suivre ces malades. C'est que pour faire les frais de réparations de pareilles lésions, il faudrait à l'organisme une énergie que ne lui permet pas son état de déchéance.

Et peut-être même à la fin de cette période, l'abaissement de la tension artérielle, amenant son retour et son maintien à la normale, ne saurait-il empêcher le développement progressif de la sclérose artérielle. Celle-ci évoluerait alors d'elle-même, quelle que soit la valeur (haute, normale ou basse) de la tension.

Au contraire, dans la 2e phase, par l'amélioration de la circulation dans les artérioles, par le retour progressif du cœur vers son volume normal, il semble, d'après l'amélioration des symptômes fonctionnels et d'après la régression de quelques symptômes physiques, que la d'Arsonvalisation constitue un traitement qui ne paraît pas avoir d'équivalent à l'heure actuelle.

Cependant, dans la 3e comme dans les deux autres phases, par l'abaissement de la tension artérielle à la normale, nous mettions ces malades à l'abri des accidents subits dont ils étaient toujours menacés du fait de leur hypertension.

INSUFFISANCE ET RÉTRÉCISSEMENT AORTIQUE

Les deux observations qui suivent permettent de constater les résultats à longue distance de l'action de la d'Arsonvalisation chez des hypertendus lésionnels. Elles montrent que par l'amélioration qu'apporte dans la circulation le retour de la tension artérielle vers la normale, et l'heureuse influence qui en résulte pour le cœur, certains symptômes physiques peuvent rétrocéder, certains symptômes fonctionnels s'amender.

Chez le premier de ces malades on a pu constater la disparition tardive du claquement diastolique de la base (1), chez tous deux une diminution du nombre des battements cardiaques.

Chez le premier on a pu constater une amélioration presque immédiate d'un signe fonctionnel : l'oppression ; chez tous deux, déjà si comparables au point de vue pathologique et arrivés au même degré de troubles fonctionnels digestifs, le cœur qui ne permettait plus un effort, tel que celui de l'alimentation, a pu, au *bout de plusieurs mois*, et particulièrement chez le deuxième malade, supporter cette fatigue pendant quelques jours. Ce résultat, qui peut paraître minime à beaucoup, a paru considérable à ces malades.

On peut remarquer également la façon dont la tension de ces lésionnels tend à remonter, même indépendamment du régime alimentaire.

(1) Nous avons noté également cette disparition du claquement diastolique, dans l'obs. LI.

Observation XLVII.

W... Jean, corroyeur, 68 ans.

Entré à la maison départementale le 27 février 1894.

Régime lacté depuis 4 ans.

Antécédents héréditaires : rien à signaler.

Antécédents personnels : a toujours été bien portant, jusqu'à son entrée à la maison. Toutefois, durant 30 ans environ, il a fait des abus d'alcool.

Les 3 premières années de son séjour à la maison ont été passées en chirurgie pour une tuberculose du tibia.

Puis il monta en médecine où durant un an 1/2 il fut soigné pour une maladie de cœur. Depuis cette époque il est au régime lacté.

L'examen du système nerveux et des appareils respiratoire, digestif et urinaire, ne révèle aucun signe pathologique.

L'examen de l'appareil circulatoire permet de reconnaître immédiatement l'existence d'une lésion double à l'orifice aortique, que signale à la vue le faciès pâle caractéristique. Aucun des signes du côté du cœur ou du côté du système artériel ne manque : choc en dôme, matité cardiaque considérable, surtout dans le sens vertical, double souffle un peu rude à la base (avec un claquement diastolique) se propageant le long du sternum, danse des artères, pouls capillaire, double souffle crural.

Le pouls est bondissant et tendu, régulier à 110.

La tension artérielle est de 22.

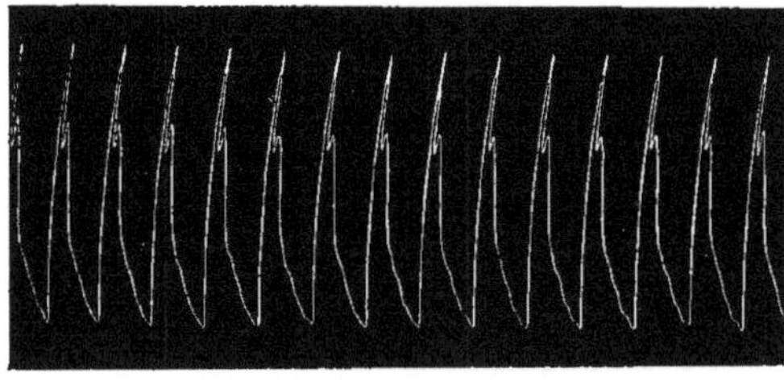

Fig. 12. — Tracé sphygmographique pris après l'abaissement.

Nous décidons de faire une série d'applications de chaise condensatrice.

Dates	Séances	Tension Avant	Tension Après	Pouls Avant	Pouls Après
26 août	1re	22	18,5	110	100
29 —	2e	19,5	17,5	96	96
31 —	3e	18	17	96	92
2 septembre	4e	17	16	88	84
5 —	5e	18	17	92	84
7 —	6e	17	16	80	84
9 —	7e	18	16	86	80
12 —	8e	18	17	88	88
14 —	9e	16,5	16	84	80
16 —	10e	17	16,5	—	—
19 —	11e	16	16	84	80
23 —	12e	16	15	100	92
26 —	13e	15,5	15	96	88
28 —	14e	15	15	—	—
30 —	15e	15	15	—	—
3 octobre	16e	15	15	—	—

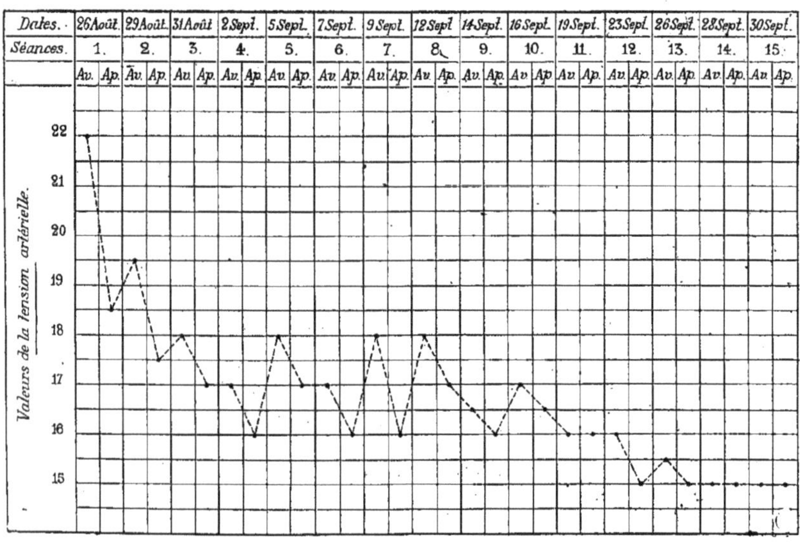

Fig. 13.

Dès la deuxième séance le malade nous apprenait que l'oppression, dont il souffrait depuis des années, était un peu diminuée. Cette amélioration se manifesta pendant toute la durée du traitement d'une façon presque continue avec retour cependant par deux ou trois fois de sensations d'étouffement.

Sa tension artérielle durant tout le mois d'octobre resta à 15 sans autres séances, ainsi que nous l'avons constaté les 5, 7, 12, 21 octobre.

Durant le mois de novembre, sa tension artérielle oscilla entre 17 et 15.

Nous perdons le malade de vue pendant 3 mois.

Nous le retrouvons à la fin de février avec une tension de **16** dans un état satisfaisant souffrant toujours de sensation de poids sur la poitrine, bien que diminuée.

L'auscultation du cœur permet de reconnaître que le double souffle de la base est moins fort, plus doux, et que le claquement diastolique a disparu. Le pouls est bondissant et dépressible.

Durant le mois de mars nous faisons 6 séances de cage autoconductrice. Puis quelques applications de résonnateur pour soulager le malade de quelques douleurs de reins et pour remonter sa tension.

Celle-ci en effet, pendant cette période, ne dépassa pas 16, mais descendit jusqu'à 13,5.

Le malade d'ailleurs durant tout ce temps se trouve bien. Depuis le traitement du mois de septembre il a pu varier un peu son régime, chose qu'il ne pouvait pas faire auparavant sans étouffements considérables. A la fin de mars il vint même tout heureux nous annoncer qu'il avait mangé un bol de haricots.

Pendant le mois d'avril sa tension artérielle mesurait de 16 à 15. A la fin de ce mois la matité cardiaque mesurait 5 cm. 5 de haut sur 4 cm. 5 de large ; le double souffle était assez doux ; le pouls battait à 84.

Observation XLVIII

P... Augustin, mécanicien-ajusteur, 65 ans.

Entré à la maison départementale le 16 septembre 1896.

à l'infirmerie, salle Bretonneau, lit 7, le 1er août 1903.

Au régime lacté presque constamment depuis son entrée.

Antécédents héréditaires : rien à signaler.

Antécédents personnels : à 20 ans syphilis ; fièvres paludéennes pendant son service militaire à Rochefort ; alcoolisme (par jour 3 lit. de vin, plusieurs absinthes et gouttes) ; à 57 ans attaque violente de rhumatismes, au cours de laquelle presque toutes les articulations furent prises, et qui fut traitée par le salicylate. Le malade a toujours été grand fumeur.

Lors de son entrée à la maison il était déjà sujet depuis un an à des crises de dyspnée en mangeant.

Il fait un premier séjour d'un an et demi à l'infirmerie où il est soigné pour une maladie de cœur et un mal de Bright. Il en sort, et au bout de 3 mois, doit de nouveau y rentrer pour une période de cinq semaines.

Puis ses séjours hors de l'infirmerie deviennent de plus en plus courts et espacés.

Système nerveux : l'examen ne révèle aucun signe pathologique.

Appareil respiratoire : depuis 1880 est atteint de bronchite.

L'auscultation révèle la présence de quelques râles ronflants.

Appareil digestif : depuis 1 an il a fait 4 ou 5 essais d'alimentation ; au bout de 4 ou 5 jours, pris de dyspnée et présentant de l'œdème des membres inférieurs, il était obligé de se remettre au lait.

Appareil circulatoire : le cœur présente une hypertrophie forte ; à l'orifice aortique le 1er bruit est rapeux, soufflant, le 2e plus sourd, un peu ronflant. Ce double souffle se propage le long du sternum.

Les sous-clavières sont surélevées ; il existe de la danse des artères surtout marquée à droite ; du pouls capillaire très net ; un double souffle crural.

Le pouls est légèrement bondissant, régulier, battant à 80.

La tension artérielle oscille entre 24 et 25.

Le malade a le facies pâle, caractéristique des aortiques.

De cette double lésion, qui remonte à l'attaque de rhumatismes, le rétrécissement aortique semble l'emporter sur l'insuffisance.

Nous décidons de faire une série d'applications de cage autoconductrice.

26 septembre,	1re	séance,	la t. a.	de 24,5	descend	à 19.
28 —	2e	—	—	19,5	—	17,5
30 —	3e	—	—	17,5	—	16
3 octobre,	4e	—	—	17	—	15,5
5 —	5e	—	—	16	—	16
7 —	6e	—	—	17	—	16
10 —	7e	—	—	16,5	—	16
12 —	8e	—	—	15,5	—	15
14 —	9e	—	—	17	—	15
19 —	10e	—	—	17	—	16
21 —	11e	—	—	17	—	16
2 novembre,	12e	—	—	18	—	16
4 —	13e	—	—	17	—	15
7 —	14e	—	—	17	—	15,5
9 —	15e	—	—	17,5	—	15,5
11 —	16e	—	—	17	—	15,5
16 —	17e	—	—	17	—	15,5
18 —	18e	—	—	16	—	15
21 —	19e	—	—	15,5	—	15
23 —	20e	—	—	15	—	15

Le pouls à ce moment bat à 72.

Puis durant la fin de novembre et le mois de décembre nous faisons encore 10 séances d'autoconduction.

D'abord la tension artérielle est à 15. Mais sous l'influence d'un essai d'alimentation, d'une durée de cinq jours, et qui provoque une sensation de pesanteur considérable dans l'abdomen et la région gastrique, et un peu d'œdème des membres inférieurs, la tension artérielle remonte à 17 et oscille entre ce chiffre et 15.

Pendant le mois de janvier et la 1re moitié de février on cesse tout traitement; la tension artérielle oscillant entre 17 et 15.

Durant la 2e moitié de février et le mois de mars le traitement est

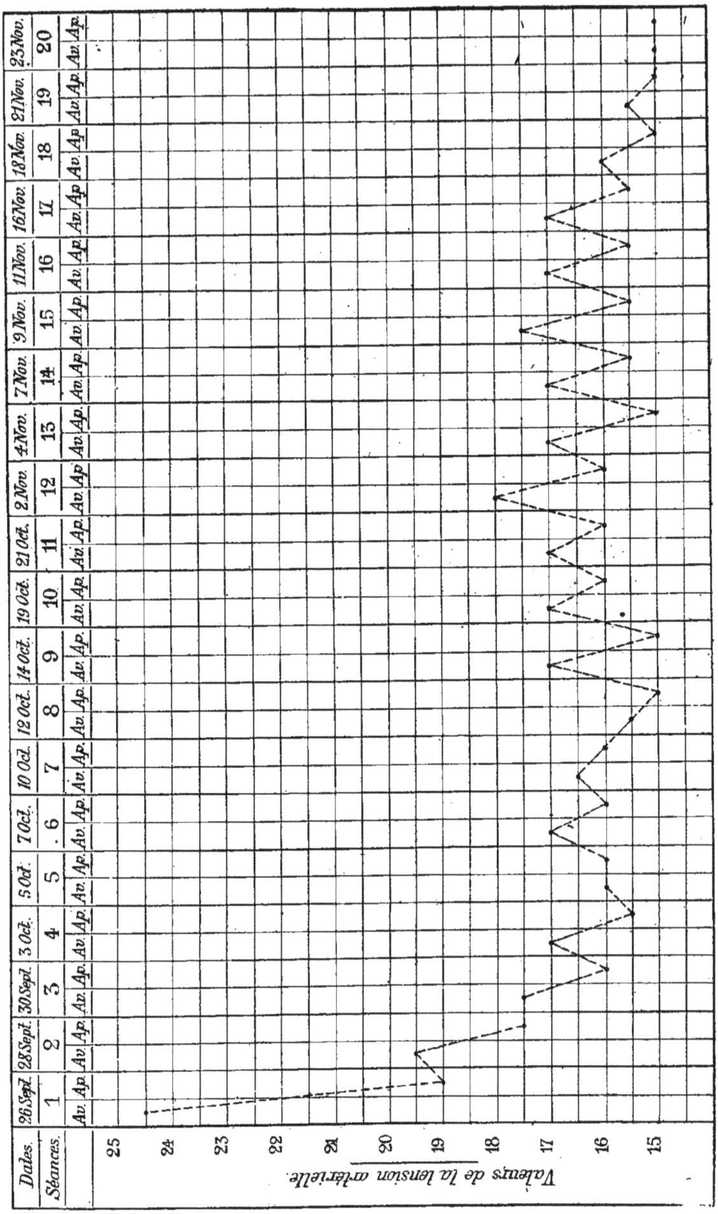

Dates. | 26 Sept. | 28 Sept. | 30 Sept. | 3 Oct. | 5 Oct. | 7 Oct. | 10 Oct. | 12 Oct. | 14 Oct. | 19 Oct. | 21 Oct. | 2 Nov. | 4 Nov. | 7 Nov. | 9 Nov. | 11 Nov. | 16 Nov. | 18 Nov. | 21 Nov. | 23 Nov.

Séances. | 1 | 2 | 3 | 4 | 5 | 6 | 7 | 8 | 9 | 10 | 11 | 12 | 13 | 14 | 15 | 16 | 17 | 18 | 19 | 20

Av. Ap.

Valeurs de la tension artérielle.

25 24 23 22 21 20 19 18 17 16 15

Fig. 14.

repris sous forme d'applications de chaise condensatrice. La tension artérielle oscille entre 17 et 15. A la fin de février, lors d'un nouvel essai d'alimentation solide, tout se passe comme la 1re fois.

Mais à la fin de mars, du 23 mars au 6 avril, soit pendant une période de 12 jours, le malade peut supporter le régime ordinaire sans ressentir de gêne, sauf les derniers jours. Et de nouveau, l'alimentation ordinaire peut être reprise le 22 avril et continuée jusqu'au 9 mai, soit pendant une période de 17 jours, tandis que la tension artérielle se maintient sans nouvelles séances entre 15 et 16.

A ce moment l'examen de l'appareil circulatoire ne semble pas révéler de modifications dans les signes physiques, sinon une diminution notable de la matité cardiaque.

DIVERS TROUBLES ET ACCIDENTS CIRCULATOIRES DE L'ENCÉPHALE

Nous publions ici sept observations ayant trait à des troubles ou des accidents encéphaliques divers.

Les malades des deux premières observations présentaient des troubles légers, étourdissements, céphalée, probablement en rapport avec leur hypertension artérielle.

La d'Arsonvalisation semble dans ces deux cas avoir exercé une heureuse influence, puisque chez l'un de ces malades les étourdissements disparurent immédiatement, et que chez l'autre la céphalée diminua progressivement.

Les autres observations ont trait à des accidents d'artérite oblitérante et d'hémorragie méningée ; les malades des deux dernières ont succombé. Pour être complet, au sujet des applications que nous avons faites dans des cas analogues, il faudrait joindre à ces observations trois autres dont deux ont trait à des accidents d'artérite oblitérante et une à un cas d'hémorragie cérébrale (dont l'issue fut fatale). Ces observations sont trop incomplètes pour être publiées, néanmoins nous devions les signaler.

Le Dr Babinski insiste sur l'importance capitale des signes physiques en général et des signes réflexes en particulier, et, nous relatons ces quelques observations dans la pensée qu'elles pourront servir à l'étude de la marche des réflexes dans l'hémiplégie comme à celle de l'action de la d'Arsonvalisation dans des accidents de cette nature.

Chez quatre de ces malades, vu leur âge, l'absence d'ictus et l'établissement relativement lent de leur hémiplégie, ce fut vraisemblablement l'artérite oblitérante la cause de cette lésion.

Chez le malade de l'obs. LI, quelques minutes après la première séance, la crise convulsive s'arrêta. Dans les jours suivants on vit progressivement les réflexes du côté droit revenir presque entièrement à l'état normal.

Chez le malade de l'obs. LII, on note surtout une amélioration fonctionnelle rapide. La force revint entièrement dans la jambe et le bras.

Chez le malade de l'obs. LIII, le membre supérieur droit était déjà gravement atteint lorsque nous appliquâmes le traitement. Ce membre ne tarda pas à se contracturer. Le signe du peaucier que l'on avait noté disparut. On observa du côté du membre inférieur une amélioration fonctionnelle progressive et une régression du mouvement de flexion combinée de la cuisse sur le tronc.

La régression de ce signe fut également notée dans les deux observations que nous ne relatons pas (en dehors des améliorations fonctionnelles qui furent constatées).

Dans le traitement électrique de l'hémiplégie d'origine cérébrale, les électrothérapeutes ne parlent que d'applications de faradisation ou de galvanisation. Ils mettent d'ailleurs en garde le médecin contre ces courants eux-mêmes qui sont susceptibles de provoquer de la contracture.

Dans son rapport de 1897 sur le traitement électrique dans l'hémiplégie cérébrale, le Dr Dignat conclut ainsi :

« Dans toute hémiplégie d'origine cérébrale, on ne devra instituer aucun traitement électrique, *quel qu'il soit,* dans les premiers jours qui suivent l'attaque. »

Mais il ajoute en terminant :

« Il serait intéressant de rechercher quelle action peuvent avoir, chez les malades de cette catégorie, les courants de haute fréquence. Mais n'ayant pas, pour le moment du moins, d'expérience personnelle à cè sujet, il ne nous est pas possible d'aborder nous-même cette question. »

Divers électriciens protestèrent d'ailleurs aussitôt de cette affirmation qui leur sembla trop hardie.

C'est de propos délibéré que nous avons tenté l'application de la d'Arsonvalisation dans des cas d'hémiplégie d'origine cérébrale en voie de formation. Connaissant l'action de cette méthode sur la circulation, il nous semblait intéressant de voir l'influence qu'elle pouvait exercer chez ces malades.

Il est certes bien difficile de savoir quelle part revient au traitement dans les améliorations constatées. Cette intervention rapide a-t-elle pu aussi, dans une certaine mesure, limiter l'évolution de la lésion?

C'est ce qu'il est impossible de savoir.

Les malades semblent s'être rétablis d'autant plus complètement que le traitement avait été appliqué de façon plus précoce.

Il n'y a peut-être là qu'une simple coïncidence.

Souvent d'ailleurs, les lésions sont d'emblée telles, qu'aucune médication ne saurait enrayer les suites fatales de l'accident. Trois de nos malades traités ont succombé, l'un au progrès de son artérite oblitérante, les deux autres aux suites de leur hémorragie cérébrale et méningée (leur tension artérielle, qui toujours était élevée, avait été ramenée vers la normale).

Les anciens hémiplégiques peuvent tirer également quelque bénéfice de ce mode de traitement, ainsi qu'on peut le constater dans les obs. XLII et XLIV, où les malades virent après les séances s'améliorer l'état fonctionnel de leurs membres paralysés.

La d'Arsonvalisation semble donc pouvoir apporter quelque amélioration chez des infirmes qui ne sont que trop souvent des incurables.

Elle paraît devoir prendre place parmi les traitements de l'hémiplégie, état lésionnel dans lequel la thérapeutique est si désarmée, et pourrait être utilisée aussi comme traitement *immédiat* de quelques troubles et accidents circulatoires de l'encéphale sous la dépendance de l'hypertension artérielle.

OBSERVATIONS

Observation XLIX

(Personnelle).

D... Edouard, cocher, 47 ans.

Entré à la maison départementale le 28 novembre 1903.

Régime de la 3e section.

Le 9 septembre, le malade conduisait sa voiture lorsque brusquement il est pris d'un étourdissement, suivi de nausées. Son corps se couvre de sueurs.

Une demi-heure après cet accident il est amené à l'infirmerie. L'étourdissement est toujours aussi violent; il met le malade dans l'incapacité de marcher, dans l'impossibilité de lever la tête.

Sa tension artérielle est de 21.

On fait une séance d'autoconduction de 3 minutes seulement.

L'étourdissement disparaît aussitôt. La tension artérielle est descendue à 17,5. Dix minutes après la séance, les sueurs disparaissent, les nausées quelque temps après.

Le malade se trouvant fort bien ne consent pas à rester à l'infirmerie et sort le lendemain,

Son interrogatoire ne révélait rien dans ses antécédents héréditaires. Dans ses antécédents personnels on notait de l'alcoolisme.

L'examen de ses divers organes ne révélait que l'existence de quelques symptômes d'artério-sclérose, en particulier un 2e bruit du cœur éclatant.

Observation L

(Personnelle).

T... Maximien, palefrenier, 57 ans.

Entré à la maison départementale le 12 mai 1904.

Régime de la 3e section.

Le 23 juillet, le malade, déjà souffrant dans la matinée, est pris vers 1 h. de l'après-midi d'étourdissements. Il tombe.

Il est amené à l'infirmerie dans un état de résolution complète.

Tous ses réflexes sont normaux.

Sa tension artérielle est de 22.

Placé sur le lit condensateur, à cause de l'inertie complète qu'il présente, le malade au bout de 2 minutes se débat.

On essaie de le remettre en circuit, mais il se lève d'un coup.

Sa tension artérielle est de 19.

Le lendemain nous revoyons le malade. Il se plaint de céphalée persistante. Sa tension artérielle est de 19.

Son interrogatoire ne révèle rien dans ses antécédents héréditaires et personnels.

L'examen de ses divers appareils n'indique l'existence d'aucun signe pathologique.

Le 25 juillet, le malade est plus lucide.

La tension artérielle est à 18,5.

Une séance de lit condensateur amène la tension à 15.

Le 27 juillet, 3e séance, de 15,5, la t. a. descend à 15.

A la suite de cette séance, la céphalalgie diminue progressivement.

Sa tension artérielle, mesurée à différentes reprises, est aux environs de 16.

Observation LI

(Personnelle).

B... Jean-Marie, terrassier, 67 ans.

Entré à la maison départementale le 28 décembre 1904.

Régime de la 3e section.

Le 6 mars, à 4 h. de l'après-midi, cet homme est pris de quelques secousses convulsives qui commençaient par le pouce et se propageaient à l'avant-bras droit.

A 5 h. 1/2 il mange. Aussitôt après ce repas il tombe et perd connaissance.

Un quart d'heure après sa chute, vers 6 h., il est amené à l'infirmerie en état de prostration complète.

Les secousses convulsives continuent et vont en augmentant. Elles occupent le bras droit d'une façon permanente ; bientôt le côté droit de la face est le siège de contractions cloniques.

La tension artérielle est de 22.

On fait une séance d'autoconduction. La tension descend à 18.

Pendant la séance le malade a une crise convulsive occupant le bras droit et le côté droit de la face.

A la fin de la séance, étant encore dans la cage, le malade *sort de sa stupeur* et remue le bras droit. Aussitôt après il peut marcher un peu en traînant le pied droit ; il est capable de mouvoir, quoique mal, ses membres du côté droit. Il paraît comprendre les questions, mais répond par des mots mal articulés, inintelligibles.

A 7 h. du soir, examiné dans son lit, le malade a bon aspect. Il peut remuer les membres du côté droit et parler un peu quoique fort mal.

Les crises convulsives ont entièrement cessé. Quelques minutes après la séance, une dernière assez forte s'était produite.

L'examen de ses réflexes tendineux avait permis de constater que tous ceux du côté droit étaient exagérés.

Il n'y avait pas de signe de Babinski.

Enfin les urines contenaient un nuage d'albumine.

Le 7 mars au matin, le malade répond aux questions que l'on lui pose, mais mal. Il remue bien les membres du côté droit et se plaint de céphalalgie.

Sa tension artérielle est de 18.

Le 8 mars l'examen de ses réflexes tendineux permet de constater qu'ils sont bien moins exagérés.

L'interrogatoire du malade ne révèle rien dans ses antécédents héréditaires.

Au mois d'octobre le malade était déjà tombé à la renverse. Il était resté 10 jours ne pouvant parler que difficilement, mais il n'avait eu aucun symptôme de paralysie. Durant le mois suivant il avait pris de l'iodure de potassium.

Au mois de janvier le malade était venu nous consulter pour un malaise quelconque, et nous avions noté que sa tension artérielle était alors de 21.

L'examen des appareils pulmonaire et digestif ne révélait l'existence d'aucun signe pathologique.

A l'examen du système circulatoire on notait un 2e bruit claqué ; la matité absolue du cœur mesurait 5 cm. 5 de haut sur 5 cm. de large.

Le 10 mars, 2e séance de cage, la tension de 17 descend à 15,5.

Le malade parle assez bien et répond fort bien aux questions.

Il faut un examen soigneux des réflexes tendineux pour constater que les réflexes tricipital, radial et rotulien sont un peu plus forts à droite qu'à gauche.

Le réflexe cutané abdominal est diminué à droite.

Il existe à droite un léger mouvement de flexion combinée de la cuisse et du tronc.

13 mars, 3e séance de cage, la tension de 16 descend à 15,5
17 — 4e — 17 — 15,5
22 — 5e — 17,5 — 15,5
Le malade parle mieux.
Les réflexes tendineux sont presque égaux.
Les réflexes cutanés abdominaux sont égaux.
Léger mouvement de flexion combinée à droite.
24 mars, 6e séance de cage, la tension de 16 descend à 15
27 — 7e — 18,5 — 17
29 — 8e — 18 — 17
Le mouvement de flexion combinée a encore diminué d'amplitude.
L'examen des réflexes donne les mêmes résultats que précédemment.
3 avril, 9e séance de cage la tension de 18 descend à 16
5 — 10e — 16 — 15,5
La matité absolue du cœur mesure 4 cm. 5 sur 4 cm. 5.
7 avril, 11e séance de cage, la tension de 16,5 descend à 16
12 — 12e — 16,5 — 15,5
14 — la tension artérielle est à 15.
L'examen des réflexes donne les mêmes résultats que précédemment.

Le malade quitte la maison, mais y rentre peu après.

31 mai, la tension artérielle est à 16.

Le malade parle bien et marche fort bien.

Le mouvement de flexion combinée est très faible.

Les réflexes tendineux sont à peine plus forts à droite qu'à gauche.

La matité absolue du cœur mesure 4 cm. 2 de haut sur 4 cm. de large. L'auscultation ne permet plus de retrouver le claquement du 2e bruit.

Observation LII

(Personnelle).

J... François, grainetier, 65 ans.

Entré à la maison départementale le 5 août 1903.

Régime de la 3e section.

Le 15 novembre au matin cet homme s'aperçoit que sa main gauche est sans force. Trois fois, à peu d'intervalle, il tombe à terre.

Amené à l'infirmerie l'examen permet de constater que le malade peut mouvoir un peu le membre supérieur gauche, mais ne peut aucunement serrer avec la main. Le malade traîne la jambe gauche en marchant.

Les réflexes tendineux radial, tricipital, rotulien et achiléen sont plus amples et un peu plus brusques à gauche qu'à droite.

Il existe un léger mouvement de flexion combinée de la cuisse gauche sur le tronc. Le signe de Babinski est négatif.

La tension artérielle est de 20.

Après une séance d'autoconduction la tension descend à 16.

Les réflexes sont identiques après la séance à ce qu'ils étaient avant.

16	novembre,	2e séance,	la tension artérielle de	17	descend à	15
23	—	3e	—	16,5	—	15
25	—	4e	—	15	—	15
28	—	5e	—	16	—	15,5

Durant toute cette période on ne constate pas de modifications dans l'état des réflexes.

Cependant le malade arrive à serrer un peu avec la main et à lever un peu le pied du sol en marchant.

En dehors de l'alcoolisme, son interrogatoire ne révèle dans ses antécédents rien de particulier.

L'examen des appareils respiratoire et digestif ne permet de constater l'existence d'aucun signe pathologique.

A l'examen du cœur on note que le 2e bruit est claqué.

2	décembre,	6e séance,	la tension artérielle de	15,5	descend à	15
5	—	7e	—	15,5	—	15
7	—	8e	—	15	reste à	15
9	—	9e	—	15	—	15
12	—	10e	—	16	descend à	15,5
14	—	11e	—	16	—	15

Les réflexes tendineux semblent un peu moins brusques qu'ils n'étaient auparavant.

Le malade serre mieux avec la main, et marche mieux.

16 décembre, 12e séance, la tension artérielle de 15 reste à 15.

Dans les jours suivants la tension artérielle reste à 15.

Le malade marche bien. La force revient petit à petit dans la main. Le 23 décembre, le malade a fait 10 kilom. à pied. Le 28 décembre, 6 lieues paraît-il, il a été à Paris à pied et est revenu de même.

Le 17 mars, la tension artérielle est de 16.

Le malade serre fort bien avec la main.

Les réflexes tendineux sont encore un peu brusques à gauche.

Le mouvement de flexion combinée est très faible.

Le 17 avril, la tension artérielle est de 16.

Les réflexes tendineux sont toujours un peu brusques à gauche.

Le mouvement de flexion combinée n'est pas appréciable.

Au cœur le 2e bruit est toujours claqué.

Observation LIII.

(Personnelle).

B... Charles, garçon de magasin, 56 ans.

Entré à la maison départementale le 26 octobre 1904.

Régime de la 3e section.

Dans la nuit du 11 janvier, le malade tombe de son lit entre 1 h. et 2 h. du matin. On l'aide à se recoucher. A 8 h. du matin ce malade est amené à l'infirmerie.

Il présente une hémiplégie de tout le côté droit.

La moitié droite de la face est paralysée, les traits sont déviés à gauche. Le malade parle un peu, mais fort mal.

Au membre supérieur droit on note de l'hypotonicité et une impotence absolue. Les réflexes radial et tricipital droits sont exagérés.

Au membre inférieur droit il n'existe aucune modification des réflexes tendineux.

Il existe un mouvement de flexion combinée de la cuisse droite sur le tronc. Le malade peut marcher en traînant la jambe, mais ne peut lever le pied du sol.

La tension artérielle est de 20.

Après une séance d'autoconduction la tension descend à 16.

Le 12 janvier, les réflexes sont identiques à ce qu'ils étaient la veille.

Le 13 janvier, 2e séance, la tension artérielle de 16 descend à 15.

Le malade peut lever un peu le pied du sol.

Le 18 janvier, 3e séance, la tension artérielle de 16 reste à 16.

Il n'y a rien de changé du côté de la face.

Le signe du peaucier recherché pour la 1re fois existe.

Les réflexes tendineux du membre supérieur sont exagérés.

On note une tendance à la contracture.

L'interrogatoire du malade ne révèle rien de particulier.

A l'examen de ses différents organes, on ne note comme signe pathologique qu'un 2e bruit un peu claqué au cœur.

23 janvier, 4e séance.	la tension artérielle	de 15 reste a	15
25 — 5e séance	—	16 descend à	15
27 — 6e séance	—	15 reste à	15
30 — 7e séance	—	15 —	15
1er février, 8e séance	—	17 descend à	15

Le malade marche seul. Il parle un peu mieux. Le bras se contracture.

6 février, 9e séance, la tension artérielle de 17 descend à 15,5

On fait durant un mois encore 9 séances d'autoconduction, la tension artérielle oscillant entre 17 et 15. Au bout de ce temps, le malade parle un peu mieux. Il traîne encore un peu le pied en marchant.

Du côté de la face et du bras droit (ce dernier est en contracture) on ne note aucune modification.

Le signe du peaucier a disparu. Le mouvement de flexion combinée n'existe que très faiblement.

Durant les mois de mars et d'avril la tension artérielle oscille entre 15 et 16.

Dans les derniers jours de mai, mesurée à diverses reprises, elle est à 15.

A ce moment le malade marche assez bien sans traîner le pied.

Le 2e bruit du cœur est toujours un peu claqué.

Observation LIV

(Personnelle).

C .. François, relieur, 38 ans.

Entré à la maison départementale le 14 avril 1904.

Régime de la 3e section.

Le 23 septembre au matin cet homme est amené à l'infirmerie. Pendant toute la journée de la veille il a ressenti une parésie du côté droit du corps qui l'a empêché presque totalement de travailler.

Le soir il s'est couché seul ; dans la nuit il est tombé de son lit et s'est recouché très difficilement ; le matin il a été dans l'impossibilité de se lever.

Le malade éprouve une grande difficulté à parler.

Il n'y a pas de signe de paralysie faciale, pas de signe du peaucier.

Au membre supérieur on note de l'hypotonicité, pas de modifications des réflexes tendineux.

Le malade ne peut serrer avec la main.

Les réflexes cutanés, abdominal et crémastérien droits, sont abolis.

Les réflexes tendineux du membre inférieur droit sont exagérés, il n'existe pas de mouvement de flexion combinée, le signe de Babinski est positif à droite.

Le malade ne marche que fort difficilement en traînant sa jambe paralysée.

Sa tension artérielle est à 21.

Après une application d'autoconduction elle descend à 16.

Après la séance le malade prétend que sa céphalalgie a diminué.

Dans l'après-midi on note que la bouche est légèrement déviée vers la droite et que le signe du peaucier existe. La parole est plus embarrassée.

Le 24 septembre. Le malade parle fort difficilement. La paralysie faciale gauche est constituée.

L'état des réflexes tendineux et cutanés est le même que la veille. Les membres du côté droit sont légèrement contracturés.

2e séance d'autoconduction de 16 la tension reste à 16.

Le 26 septembre. Déviation conjuguée de la tête et des yeux. Les membres du côté droit sont inertes.

Les réflexes n'ont pas varié.

Le malade, qui comprend ce qu'on lui dit, ne peut répondre.

La tension artérielle est à 14,5.

Le 27 septembre. Même état. Incontinence des sphincters. La tension artérielle est à 15.

L'état s'aggrave et le malade ne tarde pas à tomber dans le coma. Il meurt le 29 septembre.

L'autopsie ne put être pratiquée.

Observation LV

(Personnelle).

E... Christine, 68 ans.

Entrée à la maison départementale le 14 août 1904.

Régime de la 3e section.

Le 10 février, à 9 h. du matin, cette malade nous est amenée. Elle se présente à nous dant l'état suivant : couchée sur le dos, la tête et les yeux tournés à gauche, toute la moitié gauche de la face est le siège de contractions fibrillaires constantes qui dévient les traits de la figure à gauche. La bouche agitée d'une trémulation continue est fortement déviée à gauche.

Les yeux présentent également des mouvements de latéralité de droite à gauche.

Le bras gauche semble inerte. Le réflexe radial est exagéré.

Le réflexe abdominal gauche est exagéré.

Du côté du membre inférieur, rien de net ; pas de mouvement d'extension des orteils.

Depuis 1 h. la malade a déjà eu 7 crises nerveuses qui procèdent ainsi : l'avant-bras gauche se lève sur le bras et est le siège de mouvements cloniques d'abord faibles, devenant bientôt assez amples.

Les contractions de la face sont un peu plus vives.

En même temps, au début de la crise, la malade est en apnée.

Bientôt les mouvements se transmettent à l'abdomen du côté gauche, tandis que le membre inférieur gauche se raidit. Celui-ci lui-même présente bientôt de petits mouvements cloniques en relation avec des contractions rythmiques du quadriceps.

Le bras redevient inerte ; un peu après lui, il en est de même pour la jambe.

La respiration reprend son rythme normal après quelques inspirations rapides.

Le pouls, qui durant la crise s'était élevé progressivement à 160, redescend à 60.

Les contractions de la face continuent.

La crise a duré 30 secondes environ.

La tension artérielle est de 20.

Une application de lit condensateur la fait descendre à 15.

Durant la séance la malade a présenté deux crises.

Les urines de la malade contiennent un peu d'albumine.

Les crises se rapprochent de plus en plus et deviennent subintrantes.

La malade revue à 2 h. est alors en état de crise continue. La moitié gauche de la face est le siège de contractions spasmodiques intenses.

Le bras et la jambe gauches présentent des secousses convulsives continues.

On fait une ponction lombaire. Le liquide céphalo-rachidien s'échappe sous forte pression. On recueille plus de 15 cc. de liquide couleur groseille.

A 3 h. 1/2, la malade est plus calme dans son lit. La tête n'est plus tournée à gauche. Toute la moitié gauche du corps, face, tronc et membres, est le siège d'une seule secousse rythmique toutes les seconde et demie.

La tension artérielle est à 15.

Le soir, à 7 h., la malade meurt.

L'autopsie révéla l'existence d'une hémorragie méningée considérable, confirmant le diagnostic porté durant la vie.

GLAUCOME

« Les relations du glaucome aigu ou chronique avec l'hypertension artérielle apparaissent de plus en plus évidentes depuis les travaux de ces dernières années. Le professeur Panas les avait entrevues, mais elles ont été plus nettement établies par les travaux de Terson et Campos, de Bajardi et dans la thèse toute récente de Joseph » (Vaquez).

Le Dr Joseph a fait ressortir d'une façon remarquable les rapports de l'hypertension artérielle et du glaucome. Voici deux des conclusions de ce travail :

1° Dans tous les cas de glaucome primitif il existait des symptômes d'artériosclérose.

2° En tête des différents facteurs qui rentrent dans l'étiologie du glaucome, il faut ranger l'hypertension artérielle.

L'observation que nous rapportons ici montre les rapports qui existaient dans notre cas entre l'hypertension artérielle et la poussée glaucomateuse.

Le traitement par la d'Arsonvalisation, qui a ramené la tension artérielle à la normale, a entraîné, et cela rapidement, le retour du sommeil, l'atténuation des douleurs d'une façon notable, une amélioration de l'état local qui s'est traduite par une diminution de la tension intraoculaire et par un progrès dans l'acuité visuelle.

Observation LVI

(Personnelle).

V... Élisabeth, employée de commerce, 64 ans.

Entrée à la maison départementale le 7 décembre 1903.

Régime de la 3e section.

Antécédents héréditaires : rien à signaler.

Antécédents personnels : rougeole dans l'enfance ; à 16 ans, fièvre typhoïde ; à 17 ans, fièvre cérébrale ; règles régulières, mais abondantes ; à 27 ans, un enfant ; à 30 ans, variole ; à 46 ans, ménopause.

Souffre de migraines fréquentes.

L'examen des appareils respiratoire et digestif et du système nerveux ne révèle aucun signe pathologique.

A l'examen du système circulatoire, on constate que le deuxième bruit du cœur est un peu claqué ; les radiales et les temporales sont dures.

Le 26 janvier, la malade se présente à notre consultation, se plaignant d'éprouver de violentes douleurs dans la tête et les yeux et de ne pouvoir dormir. La première chose qui frappe en regardant la malade est une exophtalmie notable. Interrogée sur ce point particulier, la malade prétend que, dans ces derniers temps, ses yeux ont « gonflé » et qu'après ses repas elle était congestionnée « comme si ses yeux allaient éclater. »

La palpation permet de reconnaître une tension très forte des globes oculaires.

Nous posons le diagnostic de : poussée glaucomateuse aiguë probablement survenue au cours d'un glaucome chronique.

Le manque absolu de tout appareil de mesure ne nous permet pas de mesurer son champ visuel.

Quant à son acuité visuelle elle est incalculable même en mettant la malade à 1 m. du tableau.

Sa tension artérielle est fort élevée, à **23**.

27 janvier, 1re séance

cage autoconductrice,	la t. a. de 23	descend à 17
lit condensateur,	—	remonte à 20,5
cage autoconductrice,	—	redescend à 16,5

A la suite de cette application les douleurs des yeux et des tempes diminuent beaucoup.

La malade qui dormait à peine depuis six mois, dort bien la nuit du 28.

Enfin lorsque nous la revoyons le 30 janvier la tension intra-oculaire a diminué un peu.

30 janv. 2e séance, la t. a. de **15,5** reste à 15,5.

Le 1 fév. la malade nous dit avoir bien dormi la nuit du 31 et avoir moins de douleurs dans les yeux. Au seul aspect on peut voir que l'*exophtalmie a certainement diminué.*

Il y a moins de tension intra-oculaire et l'acuité visuelle à 1 m. peut être évaluée pour l'œil droit à 1/6.

	3e séance, la t. a. de 15 reste à 15				
3 février,	4e	—	16,5	descend à	15
	acuité visuelle à 1 m. œil dr. 1/5, œil g. 1/7				
6 —	5e séance, la t. a. de		16,5	descend à	15
8 —	6e	—	15,5	—	15
10 —	7e	—	15	—	15
	acuité visuelle à 1 m. œil dr. 1/4, œil g. 1/6.				

Pendant les jours qui suivent la tension artérielle se maintient à 16. L'acuité visuelle a la même valeur.

La malade souffre toujours de quelques douleurs dans la tête, mais toutes les nuits dort quelques heures paisiblement.

Le 24 fév., quelques douleurs dans l'œil droit ayant reparu, on fait une nouvelle séance de cage à la suite de laquelle les douleurs disparaissent.

Acuité visuelle à 1 m. œil dr. 1/3, œil g. 1/4.

Les 27 février et 1er mars deux dernières séances de cage, la tension artérielle étant toujours à 15.

1er mars, acuité	visuelle à	1 m.	œil dr.	1/3,	œil g.	1/3
	—	2	—	1/8,	—	1/8
10 mars,	—	1	—	1/2,	—	1/2
	—	2	—	1/4,	—	1/4

La malade durant tous ces jours se trouve bien.

L'acuité visuelle reste jusqu'à la fin de mai, époque à laquelle nous perdons de vue la malade, aux derniers chiffres, c'est-à-dire à 2 m. 1/4 pour les 2 yeux.

La tension artérielle est descendue d'elle-même à la fin de mars aux environs de 12 et oscille entre ce chiffre et le chiffre 15.

De temps en temps, pendant quelques jours, la malade éprouve encore quelques douleurs dans la tête ou les yeux.

Durant tout ce temps il n'a été fait aucun traitement local.

ŒDÈME AIGU DU POUMON

Nous n'apportons pas ici un nouveau traitement de l'œdème aigu du poumon. Pour conjurer des accidents aussi subits il faut une médication qui ne doit tendre qu'à un but : la rapidité d'action. Saignée, injection de morphine, ventouses scarifiées, luttent contre l'œdème pulmonaire aigu, avec d'autant plus d'avantages qu'elles sont employées plus tôt.

Si nous publions les résultats que nous avons obtenus dans trois cas où nous avons pu employer la d'Arsonvalisation, c'est que nous pensons que ces résultats peuvent servir à l'étude de la pathogénie de l'œdème aigu du poumon, et qu'ils concourent à démontrer l'action hypotensive de la d'Arsonvalisation, dans des cas d'hypertension transitoire.

La médication héroïque de l'œdème aigu du poumon est à coup sûr la saignée. Comment agit celle-ci ? par soustraction de toxines, ou par diminution, dans une faible mesure, il est vrai, de la tension artérielle ? La première manière de voir semble jusqu'à présent avoir rallié le plus de suffrages.

Cependant quelques auteurs donnent leurs préférences à la seconde. C'est ainsi qu'à la séance de la Société médicale des hôpitaux du 5 février 1904, le Dr Gouget s'exprime ainsi :

« Peut-être pourrait-on, dans une certaine mesure, invoquer à l'appui de la théorie *mécanique* — et non plus *directement toxique*, — par laquelle M. Vaquez explique certains accidents de l'urémie et de l'éclampsie, l'action parfois si rapidement efficace de la saignée contre ces mêmes accidents. Cette action *immédiate*, — la seule à envisager ici, — me paraît être, en effet, essentiellement et avant tout, une action brusquement déplétive, c'est-à-dire d'ordre mécanique. Et c'est aussi contre un autre accident de certaines maladies à hypertension artérielle, accident facile à reproduire avec l'adrénaline, l'œdème aigu du poumon, que la saignée se montre d'une efficacité si remarquable et si prompte, bien que trop souvent, passagère. »

Et cette manière de voir n'était-elle pas celle de M. Frédérick, lorsqu'il écrivait :

« Il n'est pas impossible que chez l'homme comme chez le lapin, une saignée modérée ne modifie d'une façon profonde et durable la valeur de la pression artérielle. »

Il faut remarquer cependant que : soustraction de toxines, diminution de la pression artérielle, ces deux phénomènes se tiennent intimement. Ne sont-ils pas tous deux, l'un par rapport à l'autre, conséquence et effet, et la vérité dans l'efficacité de l'action de la saignée, n'est-elle pas dans la double modification que cette saignée apporte.

Dans les faits que nous rapportons ici la d'Arsonvalisation a agi moins rapidement, moins bien, que la saignée. Mais ces faits éclairent la pathogénie de cette affection en montrant la part prépondérante que joue l'hypertension artérielle dans la production de cet accident.

Il ne peut s'agir dans ces trois cas en effet que d'action mécanique.

Ce mode de traitement pourrait peut-être ainsi, dans certains cas, permettre de reconnaître la part qui revient à l'hypertension dans la genèse d'une affection.

Observation LVII

(Personnelle).

C... Octave, métreur, 54 ans.

Entré à la maison départementale le 31 mars 1904, à l'infirmerie le 25 juillet 1904.

Le 25 juillet, à 8 h. 1/4 du soir, le malade nous est amené en pleine crise d'œdème pulmonaire aigu. Le visage est pâle, couvert de sueur. La dyspnée est intense. De la bouche s'écoule une écume mousseuse légèrement rosée. Le regard anxieux semble demander assistance, car l'oppression est telle que le malade est dans l'impossibilité de parler.

Une pluie de râles s'entend dans toute la poitrine, principalement aux deux bases.

Les urines sont albumineuses.

Le malade ne semble pouvoir être sauvé que par une saignée rapide;

la tension artérielle est de 21;
le pouls bat à 132;
la respiration est de 40.

Séance de cage autoconductrice.

Après;

la tension est descendue à 17;
le pouls bat à 120;
la respiration est de 40.

A 9 h. 1/4, bien qu'étouffant toujours, le malade est dans un état moins alarmant. Son visage est rouge;

la tension artérielle est de 19;
le pouls bat à 120;
la respiration est de 40.

A 10 h. 1/4;

la tension artérielle est de 19;
le pouls bat à 108;
la respiration est de 28.

Le lendemain matin, l'état du malade est satisfaisant;

la tension artérielle est de 17,5;
le pouls bat à 108;
la respiration est de 24.

Le 27 juillet, 2e séance, la tension artérielle de 17,5 descend à 15.

Le pouls bat alors à 100, la respiration est de 30.

Dans les jours suivants, la tension reste à 15.

Le pouls aux environs de 80, la respiration est de 20.

Le 8 août, on constate que sous l'influence du régime lacté, l'albumine a disparu.

On met le malade au régime ordinaire et nous constatons que sa tension artérielle remonte aux environs de 18.

L'interrogatoire de ce malade ne révélait dans ses antécédents héréditaires rien qui valût la peine d'être signalé. Dans ses antécédents personnels on notait une fièvre typhoïde, une scarlatine, de l'alcoolisme non douteux, un ictus survenu il y a un an, ayant laissé à sa suite une hémiplégie gauche.

L'examen des appareils respiratoire et digestif ne révélait l'existence d'aucun signe pathologique. A l'examen du système nerveux on notait de l'hypotonicité du membre supérieur gauche, le signe du peaucier, de l'exagération des réflexes tendineux de tout le côté gauche.

Le malade éprouvait souvent de la céphalalgie, des crampes, des fourmillements, la sensation de doigt mort.

A l'examen de l'appareil circulatoire, on notait l'existence d'un bruit de galop.

Nous retrouvons ce malade en septembre, à l'infirmerie, où il est traité pour son mal de Bright jusqu'au début d'octobre.

La tension artérielle est alors de 14.

Le 19 janvier il est amené de nouveau en crise d'œdème aigu du poumon. L'interne de garde lui fait une saignée de 200 gr. et lui fait poser 8 ventouses scarifiées.

Le 31 janvier, le malade meurt.

Observation LVIII

(Personnelle).

M... Pierre, journalier, 68 ans.

Entré à la maison départementale le 22 octobre 1904 ;

à l'infirmerie le 18 janvier 1905.

Le 18 janvier, à 9 h. 1/2 du soir, ce malade nous est amené en pleine crise d'œdème aigu du poumon.

C'est quelque temps après son dîner, vers 7 h. 1/2, que la dyspnée a commencé.

Le visage est pâle, couvert de sueurs. Les membres sont froids. Le malade rejette une salive mousseuse légèrement rosée.

Une pluie de râles s'entend dans toute la poitrine.

Les urines ne contiennent pas d'albumine;

la tension artérielle est de 21 ;
le pouls bat à 130;
la respiration est de 36.

Séance de cage autoconductrice.

Après ;

la tension est descendue à 17;
le pouls bat à 130 ;
la respiration est de 36.

Progressivement la crise se calme, et au matin on trouve :

la tension artérielle à 15,5;
le pouls à 120 ;
la respiration à 32.

Le 20 janvier, le malade est dans un état satisfaisant, il respire normalement, sa tension artérielle est de 15, son pouls bat à 100. Au bout de 8 jours il quitte l'infirmerie.

Son interrogatoire ne révélait dans ses antécédents héréditaires rien qui valût la peine d'être signalé.

Dans ses antécédents personnels on notait une fièvre typhoïde à l'âge de 16 ans.

L'examen du système nerveux et de l'appareil digestif ne révélait l'existence d'aucun signe pathologique.

A l'examen de l'appareil circulatoire on notait un prolongement du 1er bruit et des symptômes d'artério-sclérose.

Le malade éprouvait souvent de la céphalalgie, des fourmillements et des crampes.

Le 12 février, le malade est de nouveau amené en crise d'œdème pulmonaire aigu. L'interne de garde lui fait une saignée. Nous le voyons le 15 février et nous notons que sa tension artérielle est de 15.

Le 7 mai, le malade entre à l'infirmerie avec de l'urémie musculaire cette fois. Ses urines contiennent de l'albumine.

L'examen de l'appareil circulatoire donne les mêmes résultats que lors du 1er examen : prolongement du 1er bruit, symptômes d'artério-sclérose. Le pouls bat à 100. La tension artérielle est de 15.

Observation LIX

(Personnelle.)

H..., Mathilde, blanchisseuse, 54 ans.

Entrée à la maison départementale le 22 novembre 1904, à l'infirmerie le 25 février 1905.

Le 25 février, vers 4 h. de l'après-midi, cette malade est amenée en état de dyspnée intense.

Son visage est pâle, anxieux. Tout son corps est froid et couvert d'une sueur visqueuse. Un peu d'écume apparaît aux coins de la bouche, la malade n'expectore pas.

Cet état, qui ne l'a prise que 20 minutes auparavant, semble *des plus alarmants.*

L'auscultation révèle une véritable pluie de gros râles dans toute la poitrine.

Les urines contiennent de l'albumine en petite quantité.

la tension artérielle est de 17;
le pouls bat à 120;
la respiration est de 40.

Séance de cage autoconductrice.

Après :

la tension descend à 14,5 ;
le pouls bat à 120;
la respiration est de 40.

La malade semble respirer un peu plus facilement.

Vingt minutes après la malade est plus calme, avec un pouls à 96, une respiration à 32.

Sans autre médication la crise cesse.

La malade revue le lendemain matin est dans un état normal avec une tension artérielle à 15.

Son interrogatoire ne révèle dans ses antécédents qu'un peu d'alcoolisme.

L'examen du système nerveux et de l'appareil digestif ne révèle l'existence d'aucun signe pathologique.

L'examen de l'appareil respiratoire permet de reconnaître l'existence d'une tuberculose du 2e degré aux deux sommets.

A l'examen de l'appareil circulatoire on note l'existence d'un bruit de galop.

Le 10 mars la malade sort de l'infirmerie et quitte définitivement la maison.

CONCLUSIONS

L'hypertension artérielle, dans les différentes affections au début ou au cours desquelles elle apparaît, doit être considérée en général comme un signe morbide. Il y a donc lieu de la rechercher pour la combattre.

La d'Arsonvalisation, ou autoconduction, par son action efficace, énergique, rapide, et qui semble constante et durable si le malade suit un régime convenable, paraît donner actuellement dans le traitement de l'hypertension artérielle transitoire, aussi bien que dans celui de l'hypertension artérielle permanente, des résultats meilleurs que les médications employées jusqu'ici.

L'action hypotensive de la d'Arsonvalisation est primititive et n'est pas précédée d'une phase de surélévation de la pression.

A la suite de ce traitement nous avons constaté des modifications de certains signes physiques, notamment une réduction de volume du cœur hypertrophié, et l'amélioration de quelques symptômes fonctionnels.

Mais nos observations, les premières qui aient été publiées dans ce sens, ne sont pas encore assez nombreuses pour que nous soyons autorisé à en tirer des conclusions formelles.

Certains faits cliniques, que nous avons découverts, nous ont cependant amené à tenter une interprétation de l'action physiologique de la d'Arsonvalisation.

Au point de vue thérapeutique, l'examen de l'état de la tension artérielle donnera les indications pour l'emploi de cette méthode et permettra de ne pas dépasser le but.

L'hypertension artérielle peut parfois se rencontrer dans la tuberculose. L'existence de cette affection semble être une contre-indication à l'emploi de la d'Arsonvalisation.

A moins d'indications particulières ce mode de traitement ne devra pas être utilisé dans les affections à hypotension artérielle.

BIBLIOGRAPHIE

ET OUVRAGES CONSULTÉS

D'Arsonval. — Action physiologique des courants alternatifs. Soc. de biologie, 2 mai 1891.

— Les courants alternatifs de haute fréquence et de haute tension. Séance de la Soc. franç. de physique, mai 1892.

— Action physiologique des courants alternatifs à haute fréquence. Soc. franç. de physique, janv.-avril 1893. Arch. de phys., 1893.

— Production des courants de haute fréquence et de grande intensité; leurs effets physiologiques. Soc. de biol., 4 fév. 1893.

— Influence de la fréquence des courants alternatifs sur leurs effets physiologiques. C.-R. Acad. des sc., 20 mars 1893, nº 12, p. 630.

— L'autoconduction ou nouvelle méthode d'électrisation des êtres vivants ; mesure des champs magnétiques de grande fréquence. C. R. Acad. des Sc., s. du 3 juillet 1893, p. 34.

— Action physiologique des courants alternatifs à grande fréquence. Mode de production et technique de leur emploi. Soc. fr. d'électrothérapie, 18 mai 1893.

— Appareil universel pour la mesure des courants à basse et à haute fréquence. Soc. d'électroth., 1895.

— L'énergie électrique et la matière vivante. Pathologie générale de Bouchard, t. I, 1895.

— Action physiologique des courants à haute fréquence ; moyens pratiques pour les produire d'une façon continue. C.-R. Acad. des Sc., s. du 29 juin 1896, p. 18. Soc. fr. d'électroth., août 1896.

— Effets thérapeutiques des courants à haute fréquence. C.-R. Ac. des Sc., 29 juin 1896, p. 23. Soc. fr. d'électroth., juin et août 1896. Arch. d'électr. méd., 1896, p. 261.

— Action physiologique et thérapeutique des courants à HF. C.-R. Ac. des sc., 6 juillet 1896. Com. à la Soc. internat. des électriciens, 7 avril 1897. Arch. d'élect. méd., 1897, p. 165 et 213. Revue intern. d'électroth., mai 1897. Annales d'électrobiologie, 1898, p. 1.

D'ARSONVAL ET CHARRIN. — Action des courants de HF sur les toxines bactériennes. C.-R. Acad. des Sc., 10 févr. 1896.

— Action des courants de HF sur l'économie malade. Soc. de biolog., 4 juil. 1896.

APOSTOLI. — De l'action thérapeutique générale des courants alternatifs à haute fréquence et à haute tension. Soc. d'électroth., oct. 1895.

— Essai de synthèse électrothérapique de la franklinisation et des courants de HF. Soc. de biol., 4 juil. 1896.

— Note sur l'action thérapeutique des courants de HF dans l'arthritisme. Acad. de méd., 27 juin 1899.

APOSTOLI ET BERLIOZ. — Action thérapeutique des courants de HF (autoconduction de M. d'Arsonval). C.-R. Acad. des sc., 18 mars 1895, p. 644. Soc. de biol., 23 mars 1895. Soc. franç. d'électroth., mars 1895. Arch. d'électr. méd., 1895, p. 137.

— Deuxième note sur l'action thérapeutique générale des courants alternatifs de HF. Soc. franç. d'électroth., avril 1895. Arch. d'élec. méd., 1895, p. 230. Commun. au congr. de Londres, 1895.

— Sur l'action thérapeutique générale des courants alternatifs de HF. Congr. internat. de Moscou, août 1897. Arch. d'électr. méd., 1897, p. 343.

APOSTOLI ET LAQUERRIÈRE. — De l'action thérapeutique des courants de HF dans l'arthritisme. Soc. franç. d'électroth., bulletins de juil., août, sept. 1899. Ann. d'électrobiol., 1899, p. 520 et 693 et 1900, p. 32.

BAEDEKER. — La d'Arsonvalisation. Wiener klin., oct.-nov. 1901.

BARIÉ. — Les maladies du cœur et de l'aorte.

BASCH (von). — Ueber die volumetrische bestimmung des blutdrucks am menschen. Med. Jahrb. Wien, 1876, p. 431.

— Uber die messung des blutdrucks am Menschn. Zeitschrift für die klinische medicin, 1880, p. 79, Band 1881, 2 p. 657-883.

— Der Sphygmanometer, Berliner Woschsch., 1887.

— Die herzkrankheiten bei arteriosclerose, Berlin, 1901.

BATELLI. — Contribution à l'étude des effets des courants à H. F., sur les organismes vivants. Annales d'électrobiol., 1899, p. 640.

BAUDET (H.-P.). — Les applications des courants de H. F., en Hollande. Annales d'électrobiol., mars-avril 1900.

BENEDIKT (de Vienne). — L'Arsonvalisation en médecine. Wiener medicinischen Wochenschrift, nº 5, 1899.

BENI-BARDE. — Exposé de la méthode hydrothérapique. Paris, 1905, p. 128 et suiv.

BERGONIÉ. — Rapport sur la valeur thérapeutique des courants de H. F., 1er Cong. internat. de Bruxelles, 1897.

BERGOUIGNAN. — Le traitement rénal des cardiopathies artérielles. Thèse Paris, 1902.

— Action hypotensive, diurétique et déchlorurante de la cure d'Evian. Congrès de méd., Paris, 1904.

BLOCH. — Sur un nouveau sphygmomètre. C.-R. Soc. de biol., 1888.

— Note sur un perfectionnement apporté à mon sphygmomètre. C.-R. Soc. de biol., 1896, p. 745.

BLONDEL. — Propriétés physiologiques et thérapeutiques d'un sérum retiré du lait. Cong. internat. de Madrid, 1903.

BOINET ET CAILLOL DE PONCY. — Recherches sur les effets thérapeutiques des courants à H. F. Soc. de biol., 31 juil. 1897.

BORDIER. — Précis d'électrothérapie.

BORDIER ET LECOMTE. — Action des courants de H. F., sur la quantité de chaleur dégagée et sur les produits de désassimilation. Com. au Cong. internat. de Paris, 1900. Associat. franç. pour l'avancement des Sc. 1900. Soc. de biol., 27 avril 1901.

BOSC ET VEDEL. — La tension artérielle dans les maladies, Rap. au Cong. franç. de méd., Paris, 1904.

BOSQUAIN. — Les applications médicales des courants de H. F. Th. Paris, 1899-1900.

BOULOUMIÉ. — Tension artério-capillaire. Gaz. des hôp., nº 65, p. 652.

— Communication à l'Acad. de Méd., 1903.

— Sphygmotonométrie clinique. Paris, 1905.

BROADENT. — Causes et conséquences de l'excès de tension artérielle. Brit. med. journ., 1883, p. 357, et Assoc. méd. britannique d'Edimbourg, 27 juil. 1898.

CASTEX. — Précis d'électricité médicale, 1903.

CAUTRU. — Mode d'action du massage abdominal sur l'hypertension artérielle. Arch. gén. de méd., 1904, p. 1217.

CHEVALIER. — L'adrénaline. Bulletin de la Soc, de thérapeutique, 1903, p. 197.

COUDERC. — Contribution à l'étude de la médication hypotensive, en particulier du nitrite de soude. Th. Paris, 1903-04.

DÉNOYÈS. — Les courants de haute fréquence. Propriétés physiques, physiologiques et thérapeutiques. Th. de Montpellier, 1902.

Dénoyès, Martre et Rouvière. — Action des courants de H. F., sur la sécrétion urinaire. 1re note à l'Ac. des sc., C.-R., 1er juil. 1901, 2e note, C.-R., 15 juil. 1901. Mémoire in Arch. d'élect. méd., oct. et nov. 1901.

Dignat. — Rapport sur le traitement électrique dans l'hémiplégie cérébrale. Soc. d'électrothérapie, mai 1897.

Doumer. — Traitement de la tuberculose par les courants de H F. C.-R. Ac. des sc., 26 février 1900.

— Action des courants de H F et de haute tension sur la tuberculose pulmonaire chronique. Annales d'électrobiologie, mars-avril 1900.

Doumer et Oudin. — Rapport sur les propriétés physiologiques et thérapeutiques des courants de H F et de haute tension. Cong. international d'électrologie et de radiologie méd., Paris, juil. 1900, Annales d'électrobiologie sep.-oct. 1900, p. 507.

Du Bosc. — Currents of high frequency, apparatus and therapeutic uses. American électrotherapeutic association, 22, 23, 24 sept. 1903. Medical record, 10 octobre 1903.

Enriquez et Hallion. — Soc. de biologie, 1901-1902.

Eulenburg. — Sur l'application des courants de haute tension et de haute fréquence d'après Tesla et d'Arsonval. Soc. de méd. int. de Berlin, 5 février 1900, analyse Arch. d'élect. méd. 1900.

François-Franck. — Pression du sang dans les sinus crâniens, in article Encéphale du Dict. encycl. des sc. méd.

— Note sur un double manomètre enregistreur à mercure et le dispositif pour l'inscription de la pression et autres phénomènes. C.-R. Soc. de biol., 1883.

— Titres et travaux scientifiques, 1887-94.

— Défense de l'organisme contre les variations anormales de la pression artérielle. Ac. de méd. de Paris, 21 juillet 1896.

— Moyens de défense de l'organisme contre l'hypertension. Com. au Cong. franç. de méd., oct. 1904.

Frédérick. — Bulletin Acad. de méd. de Belgique, 1884.

— Action physiologique des soustractions sanguines. Mém. com. Acad. méd. de Belgique, 1886.

— Travaux de laboratoire de l'Institut de physiologie de Liège, 1889-90.

Gaertner. — Ueber einen neuen blutdruckmesser (tonometer). Wien. Medicinische Wochensch. no 30, 1899.

Gandil. — Traitement de l'arthritisme par les courants de H F, Soc. fr. d'électrothérapie, oct. 1900.

GARIEL. — Cours de physique médicale.

GAUTIER et LARAT. — Les courants alternatifs de H F en thérapeutique, Revue intern. d'électrothérapie, juin 1896.

UGO GAY. — Le traitement des neurasthéniques à hypertension artérielle par les courants de H F, recherches expérimentales, Arch. d'élect. méd., 25 avril 1905.

GIDON M. F. (de Caen). — Résultats manométriques et symptomatiques de la d'Arsonvalisation chez les hypertendus non soumis au régime. Annales d'électrobiol., 1905, p. 199.

GUILLAIN ET VASCHIDE. — Du choix d'un sphygmomanomètre, des causes d'erreurs dans la mesure de la pression sanguine. C. R. Soc. de biol., 20 janv. 1900.

GUILLAUME. — De l'influence des courants de H F sur l'activité de réduction de l'oxyhémoglobine. Th. Paris, 1901.

GUILLEAUME. — Action du bain carbo-gazeux de Spa dans l'artério-sclérose. Cong. franç. de méd., Paris, 1904.

GUILLEMINOT. — Électricité médicale.

HEITZ (Jean). — Les modifications de la pres. art. et de la pres. artério-capillaire sous l'influence des bains carbo-gazeux. Cong. franç. de méd. int., Paris, oct. 1904.

— Du trait. de l'insuf. cardiaque par les bains carbo-gazeux de Royat. Pres. méd., 1905, n° 42 du 27 mai, p. 331.

HUCHARD. — La tension artérielle dans les maladies ; hypertension et hypotension. Semaine méd., 1888. Cong. de Limoges, 1890. Gaz. hebdomadaire, 1892.

— Traité clinique des maladies du cœur et de l'aorte, Paris, 3e édit., 1899-1903, t. I, p. 1 à 126.

— La médication hypotensive. Acad. de méd. de Belgique, 1901.

— Les trois hypertensions. Journal des praticiens, 1902.

— La médication hypotensive. Bul. de l'Acad. de méd., 1903, Journal des praticiens, 1903.

ISCHEWSKI. — De l'emploi des courants de H F et de haute tension dans la pratique médicale. Soc. des médecins russes, Moscou, 1901. Annales d'électrobiol., 1901.

JOSEPH. — Recherches cliniques sur le glaucome primitif dans ses rapports avec l'artério-sclérose et l'imperméabilité rénale. Th. Paris, 1903-04.

JOSSERAND. — Contribution à l'étude de l'adrénaline. Th. Paris, 1903-04.

Josué. — Athérome aortique expérimental par injections d'adrénaline dans les veines. Com. Soc. biologie, 14 nov. 1903, p. 174.

— Pression artérielle chez le lapin à la suite d'injections répétées d'adrénaline. Com. Soc. de biologie, 21 oct. 1905.

Kéramon. — Effets produits par les courants alternatifs de grande fréquence et de haute tension. Cosmos, 5 fév. et 4 mars 1893.

Lacaille. — Action des courants à H F sur certaines manifestations de petite urémie. Bul. de la Soc. franç. d'électroth., mars 1900.

Lagriffoul et Dénoyès. — Action des courants de H F dans la tuberculose expérimentale. Com. à la Soc. des sc. méd. de Montpellier, 5 juin 1900. Com. au Congrès internat. de 1900 (section de path. gén.). Arch. d'élect. méd., nov. 1900 et juil. 1901.

Larat. — Précis d'électrothérapie, 1890.

Laulanié. — Sur un sphygmographe donnant le pouls total de l'extrémité du doigt. Écho médical, Toulouse, 1901.

Laussedat. — De l'action hypotensive ou hypertensive des bains carbogazeux suivant leur mode d'emploi. Com. à l'Acad. de méd., mai 1904.

Lecomte. — Recherches expérimentales sur l'action physiologique des courants de H F. Th. de Lyon, 1901.

Legros. — Traitement des prurits par l'électricité. Th. Paris, 1898.

Leroy. — Étude sur la sphygmomanométrie et ses divers appareils. Th. Paris, 1903-04.

Olivier (L.). — Les expériences de d'Arsonval sur les propriétés physiques et physiologiques des courants alternatifs. Rev. des Sc. pures et appliquées, 15 mai 1894.

Oudin. — Nouveau procédé de transformation des courants de haute fréquence. L'électricien, 5 août 1893.

— Sur le résonnateur et sur l'effluve de résonnance. C.-R. Ac. des sc., 1898.

— Action thérapeutique du résonnateur bipolaire. Annales d'électrobiologie, juil.-août 1900.

— Action des courants de résonnance sur la circulation capillaire. Com. à la Soc. franç. d'électrothérapie, juin 1900.

Oudin et Labbé. — Des courants alternatifs de haute tension et de haute fréquence en électrothérapie. Médecine moderne, 6 oct. 1892.

Pal. — Zentralblatt für innere Med., 25 avril 1903.

— Uber den Darmschmerz. Wien medic. presse n° 2.

Philadelphien. — Le sphygmométrographe. C.-R. Soc. de biologie, 1896.

Piatot. — Traitement des maladies du cœur par les agents physiques. Th. Paris, 1898.

Potain. — Du sphygmomanomètre et de la mesure de la pression artérielle chez l'homme à l'état normal et à l'état pathologique. Arch. de physiol., 1889, p. 555, 558-561.

— Détermination expérimentale de la valeur du sphygmomanomètre, Arch. de physiol., 1890, p. 300-304.

— Faits nouveaux relatifs à la détermination de la valeur du sphygmomanomètre. Arch. de physiol., 1890.

— La pression artérielle de l'homme à l'état normal et à l'état pathologique, Paris, 1902.

Querton. — Action des courants à H. F. et à haute tension au point de vue physiologique et principalement sur le taux de l'oxydation chez le cobaye. Annales d'électrobiologie, 1900, p. 14.

Reale et de Renzi. — Influence des courants de Tesla sur les échanges nutritifs. Com. au VIIe Cong. de méd. interne. In Gazzetta degli ospedale et delle cliniche, 2 nov. 1897. Analyse dans Arch. d'élect. méd., 1897, p. 496.

Reynaud et Olmer. — Variation de la pression artérielle à l'état de santé et dans les maladies. Gaz. des hôp., n° 58, p. 581, 1900.

Maffei. — Des courants à HF. Press. méd., n° 57, p. 16, 9 juil. 1898.

Mahomed. — Chronic Bright's disease without albuminuria (Guy's Hospital reports, 1881, t. XXV), et : the etiology of Bright's disease and the prealbuminuric stage (medico-chirurg. Trans., London, 1874, v. XXXIX, 2e série).

Marey. — Travaux de laboratoire, vol. I, 1875. Pression et vitesse du sang, vol. I, p. 337; vol. II, 1876, p. 201-307. Tension artérielle, vol. IV, 1878, p. 166. Mesure manométrique de la pression chez l'homme, vol. IV.

— La circulation du sang, Paris, 1881. Chap. XII : variations de la pression artérielle ; moyens de les inscrire, p. 176 à 194 et p. 88-221.

— La méthode graphique dans les sciences expérimental., Paris, 1885.

Mosso. — Sphygmomanomètre pour mesurer la pression sanguine chez l'homme. Arch. italiennes de biologie, 1895, XXIII, p. 176.

Mougeot. — Le bain carbo-gazeux artificiel. Th. de Paris, 1905.

MOUTIER. — Action des courants de HF au point de vue de la tension artérielle. C.-R. Ac. des Sc., 2 août 1897, p. 339.

— Traitement de l'hypertension artérielle par la d'Arsonvalisation, in Bull. et Mém. de la Soc. médico-chirurgicale de Paris, séance du 11 déc. 1899.

— Résultats thérapeutiques de la d'Arsonvalisation ou autoconduction. Com. au 2e Congrès int. d'électr. et rad. médicales, Berne, 1902.

— Sur les résultats obtenus dans le traitement de l'hypertension artérielle par la d'Arsonvalisation. C.-R. Acad. des Sc., séance du 30 juin 1903, et Revue des maladies de la nutrition, 2e série, t. I, p. 344.

— Sur la durée du traitement de l'hypertension artérielle dans l'artériosclérose par la d'Arsonvalisation. C.-R. Acad. des Sc., séance du 21 mars 1904.

— Sur dix cas d'hypertension artérielle, traités par la d'Arsonvalisation. C.-R. Acad. des Sciences, séance du 30 mai 1904.

— Sur la durée des séances dans le traitement de l'hypertension artérielle par la d'Arsonvalisation. C.-R. Acad. des Sciences, séance 18 juillet 1904.

— Traitement de l'artério-sclérose par la d'Arsonvalisation. Com. au Congrès de l'Ass. fr. pour l'av. des Sc., Grenoble 1904, et Revue des Maladies de la nutrition, 2e série, t. II, p. 397.

— Le traitement de l'hypertension artérielle par les agents physiques. Rap. présenté au 1er congr. internat. de physiothérapie, Liège, 1905.

— Sur la durée de l'abaissement de la pression artérielle à la suite du traitement de l'hypertension permanente par la d'Arsonvalisation. Com. au Congr. franç. de méd., Liège, 1905.

MOUTIER ET CHALLAMEL. — Sur 50 nouveaux cas d'hypertension artérielle traités par la d'Arsonvalisation. Com. au Congr. fr. de méd. (7e session), Paris, 1904. Annales d'électrobiologie et de radiologie, nov. 1904. Rev. des Mal. de la nutrition, fév. 1905.

— Etude comparative sur l'action de la cage autoconductrice et du lit condensateur dans le traitement de l'hypertension artérielle par la d'Arsonvalisation. 1re note, Ac. des Sc., séance du 13 fév. 1905. 2e note, Ac. des Sc., séance du 27 fév. 1905.

— De l'abaissement de la pression artérielle au-dessous de la normale par la d'Arsonvalisation. C.-R. Ac. des Sc., séance du 13 mars 1905.

RILHAC. — Des courants de HF. Leur emploi en médecine, principalement dans le rhumatisme chronique. Th. Paris, 1899.

RIVA ROCCI. — Un nuovo sphigmomanometrio. Gazetta medica di Torino, 1896.

— De la mesure de la pression artérielle en clinique. Pres. méd., 22 nov. 1899, p. 307.

ROBINEAU. — Contribution à l'étude des courants de H F. Th. Paris, 1900-01.

ROMANO. — Effets dynamogéniques du massage abdominal. Th. Paris, 1894-95.

SICILIANO. — Nuove ricerche intorno all' idraulica circolatoria rivista critica di clina medica, 1904, nos 19, 20, 21.

STAPFER. — Traité de kinésithérapie gynécologique, 1897.

SENHOUSE-KIRKES. — Med. times and Gazette, 1855, p. 515.

TEISSIER. — Bull. méd., 14 sept. 1904.

TEISSIER (Pierre) et LÉVY (Léopold). — Des modifications de la pression artérielle sous l'influence des solutions salines concentrées. Com. Soc. de biologie, 11 janv. 1902.

TESLA. — Communication à l'Institut américain des ingénieurs électriciens, New-York, 23 mai 1891.

TRAUBE. — Beitrage z. path. und physiol., 1871-1878.

TRIPET. — Action des courants à HF sur la respiration élémentaire (activité des échanges entre le sang et les tissus). Ac. des sc., 25 juin 1900.

TRIPIER. — L'électrothérapie aux XVIIIe et XIXe siècles. Annales d'électrobiologie, 1904, p. 129.

VAQUEZ. — Sphygmomanométrie clinique. Bull. méd., 1903.

— Hypertension. Soc. méd. des hôp., 11 fév. 1904, no 5, p. 120.

— Hypertension. Rap. au Cong. franç. de méd., Paris, 1904.

VAQUEZ ET NOBÉCOURT. — De la pression artérielle dans l'éclampsie puerpérale. Soc. méd. des hôp., janv. 1897.

VASCHIDE ET LAHY. — La technique de la mesure de la pression sanguine particulièrement chez l'homme. Arch. gén. de méd., 1902, sept., oct., nov.

— Les données expérimentales et cliniques de la mesure de la pression sanguine. Arch. gén. de méd., déc. 1902.

VASSEFF. — Étude de la pression artérielle chez l'homme normal et chez les aliénés. Th. Montpellier, 1902-03.

VIERORDT. — Die Lehre vom arterienpuls, 1855.

VIGOUROUX. — Sur l'emploi thérapeutique des courants de HF. Progrès médical, nov. 1896 et Rev. internat. d'électroth. oct. et nov. 1896.

VINAI et VIETTI (Giuseppe). — Action des courants de HF sur les échanges nutritifs. Giornale di elettricita medica, 1900. Analyse dans An. d'électrob., 1901, p. 113.

WALDENBURG. — Die messung des pulse und des blutdrucks an menschen. Arch. f. die gess. physiol. 1880.

— Die pulsuhr ein instrument zum messender spannung fülling und grosse des menschlichen pulses. Berliner klinische Wochenschrift. 1877.

WIDAL et BOIDIN. — Adénomes des capsules surrénales. Athérome généralisé et hypertension. Soc. méd. des hôp. 21 juillet 1905.

WRIGHT (Clarence). — On methods of application of high frequency currents. Medical electrology and radiology, july 1904.

WYBAUW. — Action des bains carbo-gazeux de Spa. Cong. franç. de méd., Paris, 1904.

TABLE

DEUXIÈME PARTIE

EFFETS GÉNÉRAUX DE LA D'ARSONVALISATION DANS L'HYPERTENSION ARTÉRIELLE

Chapitre I

Chapitre II

Chapitre III

TROISIÈME PARTIE

APPLICATIONS PARTICULIÈRES DE LA D'ARSONVALISATION RÉSULTATS OBTENUS DANS QUELQUES AFFECTIONS

HORS TEXTE

DIJON. — IMPRIMERIE DARANTIERE.

www.ingramcontent.com/pod-product-compliance
Ingram Content Group UK Ltd.
Pitfield, Milton Keynes, MK11 3LW, UK
UKHW021048200726
13857UKWH00003B/862

9 782012 868038